KB139294

나는 미국 의사다

나는 미국 의사다

꼼꼼한 의사가 완벽하게 정리한 USMLE 합격법

남동욱·주현석 지음

한ㄱ

머리말

USMLEUnited States medical licensing examination를 처음 접하고 준비하기 시작한 지 벌써 6년이라는 시간이 지났다. 지금은 ECFMG 인증서 ECFMG certification를 받고 여유롭게 공중보건의사가 끝나기만을 기다리고 있지만, 처음에 어떻게 준비해야 하는지 알지 못해 막막했던 감정은 아직도 잊지 않고 있다.

나는 운이 좋았다. 학교 선배 중에 USMLE를 준비하는 사람이 있었기 때문이다. 원래는 이름도 알지 못했던 선배의 전화번호를 어렵게 알아내어 잔뜩 긴장한 채 연락했다. 부담스럽고 당황스러웠을 법도 했건만, 저녁을 사 주면서 친절하게 많은 것들을 알려 준 선배 덕분에 비교적 쉽게 USMLE를 마칠 수 있었다. 지금 그 선배는 보스턴에서 성공적인 의사 생활을 이어 나가는 중이고, 나는 그 따뜻한 도움을 널리 퍼뜨리려 노력 중이다.

최근 들어 USMLE에 관심을 가지는 사람이 많아지고 있다. 하지만 얻을 수 있는 정보는 한정되어 있고, 주위에 USMLE를 준비하는 사람이 없다면 물어볼 곳이 따로 없을 수도 있겠다는 생각이 들었다. '주위의 도움을 전혀 받을 수 없는 사람은 어떻게 할까?'라는 고민에 잠겼다. 내가 주위의 도움 덕분에 비교적 큰 어려움 없이 USMLE를 마쳤기 때문에 더 그랬을 것이다. 그래서 내가 밟아왔던 길을 블로그에 정리했다. 아직은 적은 숫자이지만 글을 올려줘서 감사하다는 말을 들으며, 작은 것이라도 남을 도울 수 있음에 감사했다.

육아나 일이 바쁘다는 핑계로 글을 자주 쓰지 못함에도 불구하고 아직 블로그를 방문하고 질문을 주는 학생들, 의사들을 보며 이번에는 제대로 된 길라잡이를 만들어야겠다고 생각했다. 어디서도 답을 구하지 못해 나에게 연락하는 사람들을 보며 다시 한번 마음을 다잡고 책을 쓰게 되었다.

이 책은 내가 USMLE를 준비하면서 어려움을 겪었던 점 그리고 많은 사람이 나에게 던졌던 질문의 답을 추리고 정리하여 필수적인 요소만을 남긴 것이다. 아직 미국에 가지 못해 다소 경험이 부족한 부분은 자주 들렀던 블로그 「Mid Essence」의 운영자인 Dr. Hedgehog(Dr. Chu, 주현석 선생님)의 도움을 받았다. Dr. Chu는 미국에서 의대를 졸업하고 2021년 시애틀의 원하던 병원에 매치가 되어 레지던트로 생활하고 있다.

이마저도 부족한 점은 있겠지만, 큰 틀에서 볼 때 미국을 향해 나아가는 데 문제가 없도록 만들어 두었다. 부디 이 책을 보는 이들의 미국으로 향하는 발걸음이 조금이라도 가벼워지길 바란다.

남동욱

미국 이민 생활은 직접 겪어 봐야 어떤지 알 수 있다. 잠시 여행을 다녀오거나 SNS를 통해 보는 모습은 하루하루 살아가는 실제 삶과는 너무나도 다르다. 미국에서의 삶이 화려해 보일 수 있지만, 이민 1세대나 1.5세대들은 늘 한국의 정서가 있어 미국 생활에 외로움을 겪게 된다. 그 외로움은 나의 처지와 상황을 이해해 주는 사람들을 찾게 만들고, 결국 미국에서조차 한인들 사이에 살게 한다.

이민자로 사는 현실을 조금씩 공유하기 위해 일상 블로그를 시작하게 되었다. 의대 입학 전에 했던 다이아몬드 구매 컨설팅에 관련된 이야기부터 시작하여 의대 생활 전반도 기록하였다. 블로그를 찾아오는 방문자 중에는 이민 자녀를 둔 학부모도 많았다. 이들은 자녀의 공부 조언을 얻을 뿐만 아니라 미국 의대에 지원하는 분들과 소통하며 정보를 구하기도 했다. 그래서 미국 의대 지원 시에 필요한 이력서, 자기소개서 컨설팅도 곁들였다. 그 과정에서 도움받은 몇몇이 실제로 의대 입학에 성공하기도 하였다. 지금은 같은 분야의 동료로서 서로의 어려움을 이야기하고, 의대 혹은 병원 생활 노하우를 공유하는 커뮤니티를 형성했다. 이를 계기로 미국 의대 혹은 의사를 꿈꾸는 많은 한국인에게 더 큰 도움이 되고 싶었다.

내 블로그를 꾸준하게 찾아오며 본인의 블로그「USMLE 정복하기」도 운영하는 남동욱 선생님(Team Doctor Ray)의 연락을 통해 꿈을 실행할 용기를 얻었다. 오랜 미국 생활과 미국 의대 경험을 기반으로, 외국인이 접근하기 어려웠던 정보를 최대한 많이 제공하고자 했다. 이 책을 통하여 미국 의사가 되려는 꿈에 한 발짝 더 수월하게 다가가기를 기원한다.

주현석

목차

Chapter 2 USMLE 시험

Chapter 3 USCE 임상 경험

일러두기

USMLE 예시 문제에 나온 환자 설명은 실존 인물에 관한 정보가 아닙니다.

Chapter 1

지금 미국 의사에
도전해야 한다

1. 왜 하필 '미국' 의사일까?

세계에는 수많은 나라가 있다. 그중에서 내가 만난 '한국 의사'들이 활동하는 나라만 해도 미국, 캐나다, 영국, 독일, 헝가리, 중국, 일본 등 다양하다. 이처럼 한국의 의사는 미국뿐만 아니라 수많은 나라에서 의료 활동을 할 수 있다. 그럼에도 불구하고 미국을 선택한 이유는 무엇일까?

미국은 기준을 만들어 나가는 나라이다. 의학에서도 마찬가지이다. 한국 의사가 배우는 의학 가이드라인도 미국에서 만들어진다. 이 가이드라인을 토대로 인종, 환경의 차이를 고려하여 수정한다. 예를 들어 '대사 증후군'이라는 질병의 경우를 보자. 미국의 가이드라인에서 남자의 허리 사이즈 기준이 40인치 이상이라면, 한국인의 경우에는 35인치로 수정된다.

나는 기준을 만들어 나가는 전 세계 최고의 경제 대국 시스템 안에서 트레이닝을 받아 보고 싶었다. 미국의 문이 외국인에게도 점점 열리고 있는 것도 이유 중 하나였다.

또한 우리는 자본주의 사회 안에서 살아가기 때문에 돈이라는 문제에서 벗어날 수 없다. 의사는 생명을 다루는 직업이기에 자본 이상의 가치를 추구해야 하는 것이 맞다. 그러나 의사라 해도 생활력과 직결되는 급여 같은 돈 문제는 필연적으로 맞닥뜨릴 수밖에 없는 문제이다.

2021년 미국에서는 3억 5천만 원 이상의 고액 연봉을 받는 환경미화원들이 출근을 꺼린다는 기사가 나왔다. 왜 그렇게 많은 돈을 받는데도 일하지 않으려고 할까? 그 이유는 3억 5천만 원이라는 보수가 코로나로 인해 어쩔 수 없이 발생한 초과 근무에 기인했기 때문이다. 물론 나의 경우 높은 연봉만을 위해서 미국을 선택한 건 아니다. 실제로도 한국 의사와 미국 의사는 연봉 수준은 비슷하다. 하지만 삶의 질적인 면에서 확연히 차이가 난다.

미국의 호스피탈리스트hospitalist는 지역마다 차이가 있지만 평균 연봉이 25만~30만 달러 정도이다. 세금을 제한다면 한 달에 약 1,500만 원의 월급을 받는 것이다. 한국도 내과 전문의를 기준으로 로컬 병원에서 일한다면 비슷한 수준 혹은 그 이상의 급여를 받을 수 있다. 하지만 앞에서 말한 삶의 질적인 면에서 들여다보면 차이가 크다. 미국의 호스피탈리스트는 한 달 기준으로 반은 일하고 반은 쉰다. 반면 한국의 의사들은 일주일에 주 6일 수준으로 일해야 한다.

미국에 간 의사들의 이야기를 들어 보면 가장 만족하는 점이 환자를 '제대로' 볼 수 있다는 것이다. '제대로 본다'는 것은 환자에게 충분한 설명을 해줄 수 있는 시간적인 여유가 있다는 것, 질병 이외의 대화를 통해서 환자와의 관계를 충분히 쌓을 수 있는 점, 그리고 무엇보다도 환자를 위해서 필요한 충분한 정보를 모으고 생각한 뒤에 의학적인 결정을 내릴 수 있다는 점이다.

우리나라의 '5분 진료'는 10년 전부터 나왔던 이야기지만, 아직도 고쳐지지 않는 고질적인 문제이다. 5분 진료를 하면서도 충분한 정보를 얻을 수는 있겠지만, 소위 '라뽀rapport'라고 하는 환자와 의사의 친밀한 감정 교류, 서로 신뢰하는 관계는 형성하기 어려울 가능성이 크다. 또한 짧은 시간 내에 얻은 정보를 바탕으로도 의사는 정확한 결정을 내릴 수 있겠지만, 환자는 의사가 왜 그런 결정을 내렸는지 충분한 설명을 듣지 못하기에 그저 끌려가는 일방적 관계가 되어 버린다.

영화 「패치 아담스」를 보면 "질병을 치료하면 이길 수도 있고 질 수도 있지만, 사람을 치료하면 당신은 무조건 이긴다."는 명언이 나온다. 이 말처럼 사람을 치료할 수 있는 환경에 조금이나마 더 가까운 것이 미국 의료 시스템이라고 생각한다.

환자를 치료하는 것은 에너지가 많이 소모되는 일이다. 특히 환자에게 공감해 주며 좋은 관계를 형성하는 일은 더더욱 쉽지 않다. 제대로 된 휴식을 취하지 못하면 남에게 쓸 에너지가 부족해진다. 의사의 양질의 삶은 환자의 질 좋은 진료로 이어지는 선순환 고리를 형성할 수 있다. 이것이 내가 미국 의사를 선택한 이유이다.

1) 미국에 의사가 부족하다고요?

AAMC는 Associations of American Medical College의 약자로, 클럭십clerkship(임상 실습) 프로그램 및 레지던트 프로그램을 관리하는 협회이다. 지난 2020년 6월, AAMC에서 보고서를 냈다. 요지는 2033년이 되었을 때 일차 진료를 하는 의사가 약 21,400~55,200명 정도 부족할 것이고, 일차 진료 외 전문의 숫자는 약 33,700~86,700명 정도 부족할 것이라는 이야기였다. 합하면 적어도 약 55,100명에서 많게는 141,900명의 의사가 부족할 것이라는 예측이 된다. 한국에서 2020년 졸업한 사람의 의사 면허 번호가 13만 번대인 것을 고려했을 때, 이때까지 우리나라에서 발급된 의사 면허증 수만큼 부족하다는 발표다.

미국 시스템 안에서 의사 한 명을 키우는 데에는 고등 교육, 대학 졸업, 의학전문대학원 졸업 그리고 레지던트 및 펠로우를 마치는 긴 과정이 필요하다. 이런 큰 노력이 필요한 의사가 최대 14만 명이나 부족하다는 사실은 미국인 입장에서 꽤 절망적일 수 있다. 의사가 꼭 필요한 곳에 배치되지 못한다는 것을 의미하기 때문이다. 하지만 우리 같은 외국 의사의 처지에서 생각해 보면, 이는 곧 미국에서 필요로 하는 인재가 될 기회라는 뜻이 된다.

이를 증명이라도 하듯이, 미국의 의사 면허 시험인 USMLEUnited States medical licensing examination에 변화가 일어나고 있다. 먼저 가장 큰 난관이었던 Step 1 시험부터 바뀌었다. Step 1 시험은 기초의학 지식에 관해 물어보는 시험이다. 고득점을 받을수록 미국 병원과 매치될 가능성이 컸다. 하지만 2022년 1월부터는 기존의 점수제에서 Pass or Fail 시스템으로 바뀌게 된다. 발표된 자료를 보면, 외국의 의대생 혹은 의사를 끌어모으려는 조치였다고 한다. 또한 모의 환자를 보는 시험인 Step 2 CS도 코로나 시대를 맞아 일시적으로 중지되었다. 이 두 가지는 USMLE라는 힘든 과정을 반 이상 줄여주는 크나큰 변화다.

이는 데이터로도 알 수 있다. 미국의 레지던트 매칭 프로그램인 NRMP national resident matching program는 1976년 부터 모집한 레지던트의 숫자가 꾸준히 늘어났다고 발표했다. 이는 레지던트가 증가하고 있다는 것을 의미하며, 외국 의사가 갈 수 있는 프로그램의 숫자도 늘어나고 있다는 뜻이 된다. 기회의 문이 점점 크게 열리고 있는 것이다. 이러한 이유로, 나는 현재가 미국 의사를 준비하기에 가장 좋은 시기라고 생각한다.

2) 미국엔 이런 질병도 있어요?

질병을 공부할 때 인종은 굉장히 중요한 요소이다. 인종에 따라서 많이 나타나는 질병이 다르기 때문이다. 예를 들어 겸형 적혈구 빈혈증은 흑인에게서 많이 나타나고, 폐결핵은 동양인에게서 많이 보인다.

한국의 인구는 약 5천만 명 정도인데, 외국인은 200만 명 정도밖에 살지 않는다. 그마저도 중국, 베트남, 대만 등 아시아인을 제외한 다른 인종의 비율은 극히 낮다. 서울에서는 그나마 여러 인종을 다양하게 마주칠 수 있지만, 병원에서는 그 빈도가 현저히 떨어진다.

하지만 미국은 'Melting Pot(여러 사람이나 인종의 뒤섞임을 용광로에 비유한 말)'이라고 부를 만큼 다양한 인종이 섞여 살고 있다. 그래서 병원에서 볼 수 있는 질병군 또한 함께 늘어난다.

캔자스대학교 메디컬센터Kansas University Medical Center에서 실습하던 때는 알레르기 내과, 류마티스 내과를 돌았다. 본교에서 공부할 때는 알레르기 내과와 호흡기 내과의 실습이 함께 진행되었는데, 호흡기 내과 쪽으로 비중이 치우쳐 있어 많은 경험을 하지 못했다. 류마티스 내과도 1주일 만에 끝나는 과정이었다 보니 대표적인 질병만 기억나는 상황이었다. 힘들게 가게 된 클럭십을 제대로 경험하겠다며 국시 책을 몇 번이나 보며 새롭게 공부했다. 하지만 그때 한 공부는 한참 모자랐다는 걸 나중에야 알게 되었다.

류마티스 내과에서 만난 첫 환자는 숨이 차는 증상을 호소하며 내원한 20대 흑인 환자였다. 여러 검사를 진행해 본 결과, 사르코이드증sarcoidosis으로 인해 심장 기능이 떨어져 숨이 찬 것으로 확인되었다. 한국에서는 한 번도 보지 못한 질병이었지만, 미국에서는 꽤 흔한 것으로 알려져 있다. 특히 백인보다는 흑인에게서 많이 나타나는 것으로 알려져 있다.

외래를 볼 때도 마찬가지였다. 첫 외래 환자부터 국시 책 끄트머리에 잠깐 나올까 말까 하는 분류불능형 면역결핍증CVID, common variable immunodeficiency 환자였다. 교수가 "혹시 CVID의 진단 기준에 대해서 알고 있니?"라고 물었을 때 나는 꿀 먹은 벙어리처럼 있을 수밖에 없었다. 집으로 돌아가 책을 찾아봤더니 이 질병은 흑인이나 동양인보다 백인에게서 많이 나타나는 질병이었다. 그때 뼈저리게 깨달았다. 미국에서 트레이닝을 받으면 더욱더 다양한 환자를 볼 수 있겠다는 사실을 말이다.

이뿐만이 아니다. 미국이라는 나라는 하나의 주state가 우리나라만큼 크기 때문에 정말 다양한 환경을 만날 수 있다. 생활 환경의 차이는 다양한 질병을 접할 기회를 만들어 준다. 두 번째 클럭십을 갔을 때였다. 마이애미에서의 클럭십은 가정의학과여서 그런지 캔자스 때보다 더 다양한 증상을 호소하는 환자들을 만날 수 있었다. 교통사고를 당해서 온 사람도 있었고, 가슴 통증, 복부 통증 등등 다양한 환자를 만나 볼 수 있는 소중한 기회였다.

그중에 가장 기억이 남는 환자는 가슴 통증으로 내원한 20대 여자 환자였다. 과거 병력history을 듣고 신체 검사를 진행해 봤을 때, 심장 혈관 쪽이 막혀 산소 공급이 원활하게 되지 않아 통증이 생기는 협심증이 가장 의심되었다. 한 가지 의아한 점은, 이 질병이 20대에 흔히 나타나지 않는다는 점이었다. 또한 고혈압, 고지혈증, 비만, 담배 등 다른 위험 인자들이 있을 때 확률이 높아지는 질병인데, 이 환자는 그와는 관련이 없어 보였다. 하지만 통증의 양상이 너무나도 명확했기에 당연히 협심증이겠거니 하면서 열심히 환자 기록을 쓰고, 보고를 준비하였다.

환자를 발표할 차례가 왔고, 나는 열심히 준비한 것을 토해내었다. 그러자 교수는 딱 하나의 질문을 하였다. "네가 뭘 놓치고 있을까?" 그러나 그 말을 듣고도 도무지 뭘 놓쳤는지 알 수 없었다. 어쩔 수 없이 무엇을 놓치고 있는지 되물었고, 이런 답변을 들을 수 있었다. "She is a drug abuser. She used cocaine last night(그녀는 마약 중독자야. 어제도 코카인을 사용했어)."

한국에서는 한 번도 생각해 본 적 없는 마약이었다. 심지어 한국에서는 "마약을 하시나요?"라는 질문을 임상 환경은커녕 일상 대화에서도 거의 들어 보지 못했다. USMLE 공부를 하면서도 꽤 많이 나오긴 했지만, 실제로 코카인이 유발하는 가슴 통증은 처음 본 것이었다. 굉장히 놀라운 경험이었다. 미국에서 임상을 경험하면 이와 같은 여러 가지 경험을 쌓아 더 좋은 의사가 될 수 있을 것 같았다.

2. 내가 의대생이라면?

　나는 미국에서 수련을 받고 미국 의사가 되기 위해서 USMLE 시험을 준비했고, 미국으로 클럭십도 다녀왔다. 하지만 미국에 가지 않는 사람도 이 두 가지는 해볼 만한 가치가 있다고 생각한다. 그 이유는 다음과 같다. 첫째, USMLE 공부는 의학 실력을 더욱 단단하게 만들어 준다. 둘째, 미국의 클럭십에서는 학생도 환자를 많이 볼 수 있으므로 나의 지식과 술기를 테스트해 볼 좋은 기회를 얻게 된다. 또한 환자 케어에도 참여할 수 있어서 전공의가 되기 전에 실제 의사의 삶을 맛볼 수 있다. 마지막으로 조금 더 넓은 세상을 경험하고 시각을 넓힘으로써 세계 어느 곳에서도 일할 수 있는 의사가 될 발판을 마련할 수 있다.

1) 실제 진료에 도움이 되는 공부라니!

한국에서는 보통 기초과학을 1년 과정으로 배운다. 그 시점은 예과 2학년이 될 수도 있고, 본과 1학년이 될 수도 있다. 나는 의학전문대학원을 나왔기 때문에 본과 1학년 때 기초과학을 배웠다. 그리고 본과 2학년이 되자마자 대부분의 기초의학을 새까맣게 잊어버렸다. 1년 동안의 과정 자체가 쓸모없게 느껴졌다. 우리나라의 기초의학 과정은 임상 의학 단계에서 필요한 지식을 쌓는 것이 아니라, 기초과학 자체를 평가하기 위한 과정이기 때문이다.

일례로 기초의학 과목 중 생화학이 있었다. 생화학에서 중요하게 다뤘던 주제 중 하나는 포도당의 대사 과정이었다. 시험에는 이 대사 과정에서 나오는 물질을 하나하나 적는 문제도 있었다. 물론 생화학 과정 자체에서는 중요한 물질들이지만, 이게 과연 임상 의학을 할 때도 중요한 지식일지 의문이었다. 문제 자체도 임상과 연결되지 않은 기초 학문 자체를 테스트하기 위한 문제들이 즐비하였다.

USMLE Step 1을 조금씩 공부한 것은 본과 1학년 2학기부터였다. 당시 학교에서 배웠던 지식에서 이해가 가지 않는 부분을 USMLE 수업을 통해서 보충하였다. 2학년이 되고 나서 깨달은 점은 USMLE Step 1이라는 과정이 기초의학 자체를 위한 것이 아니라 임상 의학과 기초의학의 연결고리라는 것이었다. USMLE를 모두 마친 지금 시점에서 생각해 보면 Step 1의 주제는 Step 2, Step 3까지 사용되었다. 문제의 차이점이라면 관점이 약간 다르다는 것뿐이다. 즉 Step 1을 기초의학이라고 이름은 붙였지만,

USMLE의 문제 자체가 임상에서 사용되는 것들을 최대한 알려 주려고 노력한 흔적이 묻어난다.

USMLE 전체에서 자주 등장하는 질병의 하나인 다발성 경화증multiple sclerosis을 예로 들어 보겠다. 문제의 시작은 모두 비슷하다.

32세 여자 환자가 갑자기 시력을 잃어서 내원하였다. 아침에 일어나자마자 갑자기 오른쪽 눈이 보이지 않았다. 이전에도 갑자기 오른쪽 팔, 왼쪽 다리가 마비된 적이 있으며, 시간이 지나면서 마비는 회복되었다. 신체 검사를 해보았을 때 생체 징후는 정상 범위 안이었으며, 신경학적 검사에서는 오른쪽 눈의 시력이 떨어져 있었다. 왼쪽 눈의 시력은 정상이었다. 왼쪽 눈에 빛을 쏴보니 오른쪽 눈의 동공이 줄어들었다. 하지만 오른쪽 눈에 빛을 쐈을 때는 동공이 줄어들지 않았다. 먹는 약은 없으며, 피임을 위해 호르몬제만 먹고 있다. 술, 담배, 마약은 하지 않는다고 한다.

이런 경우 Step 1에서는 '환자가 왔을 때 정맥 스테로이드를 처방하였고 증상이 완화되었다. 이 사람의 뉴런을 봤을 때, 어떤 부분이 파괴되어 있을까? 정답: Myelin sheaths of neuron(뉴런의 수초)'와 같은 류의 문제가 나온다. 문제에서는 환자의 증상과 신체 검사 결과 등 임상적인 정보를 제공하지만, 우리는 그 기저에 있는 기초의학, 즉 병리생리학적 원리를 알아야 하는 것이다.

Step 2에서는 '환자를 진단하기 위한 가장 좋은 방법은 무엇인가? 혹은 환자를 치료하기 위한 약제는 무엇을 사용하면 되는가? 정답: MRI of the spine and brain(척추와 뇌 MRI)/IV steroid(정맥 스테로이드)'처럼 주로 진단 및 치료에 관한 문제들이 나온다.

Step 3에서는 '이 환자의 유지 약제로는 어떤 것을 사용하는가? 정답: b-interferon(베타 인터페론)'과 같이 진단, 치료는 기본으로 알고 있어야 하며, 이후의 과정에 관해서 물어본다.

놀랍게도 Step 1, 2, 3를 차례대로 공부하면서 문제를 맞히는 실력과는 별개로 임상 상황에서도 나의 의학 실력이 점점 성장한다는 느낌을 많이 받았다. Step 1을 공부하면서 병리를 공부했기 때문에 환자에게 질병의 원리를 이해시킬 수 있었다. Step 2를 공부하면서 환자에게 진단과 치료의 과정을 자세하게 알려 줄 수 있게 되었다. Step 3는 앞으로의 예후 그리고 어떤 식으로 병을 관리할 것인지 논의하는 데 도움이 되었다.

앞선 예를 사용해 보자면 "다발성 경화증은 신경 세포인 뉴런의 수초라는 구조물이 우리의 면역 시스템에 의해서 파괴되는 질병입니다. 이 질병을 진단 내리려면 보통 MRI를 찍어서 뇌나 척수에 병변이 있는지 확인해 봅니다. 그리고 치료는 면역력을 낮추는 약효를 사용합니다. 급성기 때는 스테로이드제를 사용하여 치료합니다. 다만 스테로이드제는 부작용이 많은 약이기 때문에 유지 요법으로는 다른 약제를 사용합니다."처럼 Step 1부터 Step 3의 내용을 모두 사용하여 환자의 이해를 도울 수 있다. Step이 하나하나 쌓일 때마다 질병에 대한 이해도도 높아지고, 전체적인 임상 상황이 머릿속에서 그려진다.

다른 문제로 좋은 점을 좀 더 살펴보자.

65세 남자 환자가 가슴 통증으로 내원하였다. 가슴 통증은 5시간 전부터 시작되었으며, 조이는 듯한 느낌과 동시에 왼쪽 어깨와 목 쪽으로 통증이 전해진다고 한다. 자세에 따른 통증의 변화는 없으며, 이때까지 경험해 보지 못한 통증이다. 환자는 고혈압, 고지혈증, 당뇨를 앓고 있으며, CCB, thiazide/losartan, rosuvastatin, metformin을 복용하고 있다. 환자는 20살 때부터 담배를 매일 한 갑씩 피고, 일주일에 두세 번 술을 마신다고 한다. 신체 검사를 진행해 보았을 때 vital sign은 BP 150/96mmHg, pulse 110bpm, respiratory rate 25회/min이고, 심장 소리는 규칙적으로 들리며 심잡음은 들리지 않는다. 호흡음은 약간 빠르나 규칙적이고 깨끗하게 들린다. 다리의 부종은 관찰되지 않았다. EKG를 찍어봤을 때 V1, V2 lead에서 ST segment가 2mm씩 올라가 있다. CK-MB, TnI 수치도 올라가 있다. 이 환자의 진단명은 무엇인가? 그리고 치료 방법은?

예시와 같이 문제는 문진 결과, 신체 검사, 검사 결과를 차례로 보여 준다. 실제 임상에서 진료하는 순서대로 문제가 진행되기 때문에 실질적으로도 많은 도움이 된다. 피부과와 같이 병변의 모양을 확인해야 하는 문제에서는 사진 자료도 자세하게 첨부되어 있다. 어떤 환자를 만났을 때는 문제가 자연스럽게 떠오르기도 한다. 그러면서 정답지에서 어떤 약제를 처방했었는지 생각하다 보면 환자에게 해 주어야 할 것들이 자연스럽게 떠오른다.

나는 충남 서산의 팔봉면에서 공중보건의로 근무했다. 마을 주민의 대부분이 농민이어서 한창 농사일로 바쁜 여름이 되면 많은 발진 환자가 찾아왔다. 옻독이 올라온 환자, 두드러기 환자, 다양한 형태의 접촉 피부염이 발생한 환자들을 만났다.

그중에서도 기억에 남는 환자가 있다. 자주 오시는 할머니였는데, 팔에 발진이 나서 너무 가렵다며 찾아오셨다. 처음에는 벌레에 물렸나 싶었지만, 소매를 걷자마자 USMLE 문제에서 많이 보던 병변을 볼 수 있었다. 곰팡이 균 감염의 일종인 백선증Tinea corporis이었다. 지소에 적당한 치료제가 있어 바로 처방할 수 있었다. 그 이후 독감 예방 접종을 하면서 다시 만났는데, 약 복용 후에 금방 피부가 괜찮아졌다고 한다. 그러면서 같이 앉아 있던 동네 분들에게 나를 '명의'라며 추켜세워 주셨다. 조금 부끄러웠지만, 속으로는 USMLE를 공부하기를 잘했다고 생각했다.

이러한 이유 때문에 "USMLE를 언제부터 공부해야 하나요?"라고 묻는 분들에게 최대한 빨리 학생 때부터 시작하라고 추천한다. USMLE는 나의 의학 실력을 끌어올릴 수 있는 절호의 기회이기 때문이다.

2) 아직 의대생인데 직접 치료해 볼 수 있다니!

한국에서는 학생이 환자를 볼 수 있는 기회가 많지 않다. 상황을 한번 생각해 보자. 한 내과 교수가 외래에서 학생에게 예진을 시켰다. 학생은 예진을 위해서 10분 정도 시간을 사용했고, 교수에게 보고하기 위해서 추가로 2~3분을 소요했다. 이를 피드백하기 위해서 교수가 2분을 더 사용하고 다시 환자를 본다. 밖에서 외래를 기다리는 환자는 약 10명 정도 된다. 과연 이런 상황이 자주 일어날 수 있을까?

이 상황을 이해하기 위해서는 한국의 의료 시스템을 먼저 알아야 한다. 우리나라는 1차 병원, 2차 병원, 3차 병원으로 의료 기관이 나누어져 있다. 1차에서 3차로 갈수록 더 치료하기 어렵고, 비용이 많이 드는 질병들을 다루게 되어 있다. 보통은 1차 병원에서 치료받다가 해결되지 않으면 2차 병원 그리고 3차 병원 순으로 가야 한다. 하지만 우리나라는 이 병원 간의 장벽이 높지 않다. 1차 병원에서 손쉽게 의뢰서를 가지고 3차 병원으로 갈 수 있는 것이다. 그러다 보니 실제 3차 병원에서 다루지 않아야 할 질병들까지 다루고 있다. 결국에는 환자 수가 많아지게 되고, 교수 또한 바빠지게 된다.

밀려드는 환자만이 문제는 아니다. 교수들의 하루는 엄청나게 바쁘다. 내과를 기준으로 한번 살펴보면 다음과 같다. 아침 일찍 콘퍼런스에 참가한 뒤, 입원 환자를 보고, 외래를 갔다가, 학생들에게 수업하고 마지막으로 다시 회진을 돈다. 틈틈이 논문을 쓰는 일도 빼먹지 않아야 한다. 이렇게 바쁘다 보니 사실 학생이나 레지던트를 신경 쓸 수 있는 시간이 많지 않다. 이런 상황에서 과연 학생에게 10분이 넘는 시간을 투자할 수 있는 교수가 있을지 의문이다.

반면 미국에서는 1~3차 병원이 명확하게 나뉘어 있고, 대학병원에서는 보통 1차 병원에서 다뤄야 할 환자를 받지 않는다. 또한 교수가 외래를 보는 기간과 입원 환자를 보는 기간이 나누어져 있다. 예를 들어 5월 1~2주 차에는 외래에만 집중하고, 3~4주 차에는 입원 환자에만 집중하는 형식이다. 즉 교수 또한 로테이션을 돌게 되는 것이다. 일단은 환자 숫자가 많지 않고 구조적으로도 뒷받침이 되기 때문에 교수도 레지던트나 학생 교육에 신경 쓰게 된다. 또한 병원 외부에 학생 교육 여부를 감사하는 기관이 있기 때문에 이런 경향은 더욱 강화된다.

한국에서 2년 동안 학생으로 실습을 돌면서 직접 환자를 본 경험은 열손가락 안에 꼽을 정도였다. 미국에서 실습을 돈 1주일 동안 본 환자 수가 한국에서 2년간 본 환자 수를 뛰어넘을 정도였다. 직접 환자를 본 것도 좋은 일이었다. 더불어 환자를 보는 방식에 대한 피드백과 함께 환자 기록을 어떻게 작성하고 어떻게 보고하는지 등에 대한 피드백을 받을 수 있어서 너무나 좋았다.

한국에서는 학생 때 임상 의사로서 필요한 부분이 준비되지 않기 때문에 인턴, 레지던트가 되고도 꽤 많은 고생을 한다. 물론 미국에서도 레지던트가 된 후 적응하는 데까지는 다소 시간이 걸리겠지만, 학생 때부터 차근차근 쌓아 뒀던 것들이 밑바탕이 되어 그 기간이 훨씬 짧아지게 된다.

미국 실습을 나가면 환자를 문진하고, 신체 검사를 하고, 보고하는 등의 일 외에도 술기를 직접 행할 수 있는 기회도 얻게 된다. 환자를 케어하는 데 필요한 술기를 환자에게 직접 해보는 것이다. 내과의 경우 IV라인(정맥) 잡기, 농양abscess을 절개하고 배농incision&drainage하는 것, 척추천자 등을 직접 해볼 수 있다. 외과의 경우 수술 후 피부를 봉합하는 과정이나 수술 후 드레싱 등을 경험할 수 있다. 시뮬레이션이나 모형에 하는 것과 환자에게 실제로 해보는 것에는 엄청난 차이가 있기 때문에 이런 기회들은 하나하나 소중한 경험이 된다.

3) 내 의견이 받아들여지다니!

한국에서는 학생일 때 레지던트나 펠로우 그리고 교수님과 자유롭게 이야기해 본 일이 적은 것 같다. 하지만 미국에서는 상대적으로 흔한 일이다. 미국은 대학병원급이 되면 회진하러 가는 길이 굉장히 멀기 때문에, 그 사이에 소소한 이야기를 많이 하는 편이다.

학생이 레지던트나 교수에게 평소 궁금하던 것들을 물어보기도 하고, 교수도 학생을 알기 위해서 질문을 던진다. 류마티스 내과를 돌면서는 교수가 어떤 종류의 고양이를 몇 마리 키우는지도 알 수 있을 정도로 재미있는 농담을 나누며 크게 웃는 날이 많았다.

이러한 환경 때문인지, 임상 상황에 관해서도 학생에게 의견을 물어보는 게 특별한 일은 아니다. 자기의 의견이 환자를 케어하는 데 도움이 되면 굉장히 뿌듯하다. 공부를 열심히 한 보람을 얻기도 하고, 열심히 하면 곧 의사가 되어 환자를 도울 수 있겠다는 걸 느끼게 된다.

나 역시 마이애미의 클럭십에서 이런 희열을 느낀 적이 있다. 한번은 교수가 학생들을 모아놓고 환자의 노트를 보여 주며 진단이 잘 내려지지 않는다고 말했다. 환자는 계속 힘들어져 가고, 빠르게 처치하지 않으면 곤란한 시점이었다. 학생들끼리 삼삼오오 모여 어떤 과정을 통해서 입원했는지, 어떤 검사를 했는지, 어떻게 처치했는지 살펴보아도 진단이 확실치 않았다. 그 와중에 내 머리를 스치는 질병이 하나 있었고, 근거를 뒷받침하여 의견을 말했다. 담당 교수는 조금 안 맞는 부분이 있긴 하지만 좋은 의견이라는 피드백을 주었다.

다음 날 아침, 회진하기 전에 환자를 보고 있는데 교수가 다가와 어제 나의 의견이 맞았다는 말을 전했다. 회의 이후 곰곰이 생각해 봤는데, 고민 끝에 내 의견을 받아들이고 그에 맞는 처방을 내린 후부터 환자가 좋아지기 시작했다는 것이다. 그 순간 머리가 띵해지면서 온몸에 소름이 돋는 것을 느낄 수 있었다. 국시를 마치고 합격 여부를 기다리고 있는 상황에서, 4년 동안 헛된 공부를 하지는 않았다는 생각이 스쳐 지나갔다.

이런 일은 학생들에게 매우 큰 힘을 준다. 더욱 열정적으로 공부할 수 있는 동기가 부여되기 때문이다. 한 번쯤은 미국에서 실습하며 자기 의견을 내보고, 그 의견이 받아들여지는 쾌감을 느껴보길 바란다.

4) 의대생도 진료팀!

드라마에나 나올 법한 "진짜 의사 데려와!"라는 대사를 환자에게 직접 들어 본 경험이 있는 건 아니다. 하지만 저런 의미를 내포하는 말은 쉽게 듣는다. 환자의 이런 말은 학생들이 실습하는 데 또 하나의 장벽이다.

3차 병원이고 레지던트를 교육하는 병원의 경우, 병원 자체가 환자를 보는 기관일 뿐만 아니라 후대의 의사들을 양성하는 교육 기관이 된다. 의대생의 입장에서는 충분히 이해가 가는 부분이지만, 환자나 보호자는 이해하기 어려울 수 있다. 똑같은 이야기를 반복해야 하는 번거로움도 있고, 조금 어설퍼 보이는 학생들이 환자를 대하는 것이 언짢을 수도 있다. 환자를 대상으로 실험한다고 생각할 수 있기 때문이다. 그래서 학생들에게는 많은 정보를 알려 주지 않는 환자도 많고, 문진을 거부하는 환자도 많다.

미국은 이와 반대다. 환자의 대부분은 학생 의사라고 밝혀도 거리낌 없이 문진을 허락해 주었다. 팀에 소속되어 있는 의료진으로서 나를 받아들여 주었고, 나에게 전달한 정보가 레지던트와 교수에게 공유되어 충분히 논의된다는 것을 정확하게 알고 있었다. 그래서 한국에서는 해보지 못한 문진과 신체 검사를 마음껏 해볼 수 있었다.

또한 문진을 마칠 때쯤이면 늘 미국에서 성공하기를 바란다며 행운을 빌어 주었다. 학생 의사로서 이해받는 느낌도 있었지만, 이전에 한 명의 인간으로서 존중받는 느낌이 컸다. 만약 인턴이나 레지던트가 되기 전에 실제 임상 경험을 충분히 해보고 싶은 학생이라면, 미국 병원에서의 경험은 충분한 만족감을 줄 것이라 확신한다.

3. 내가 수련을 앞뒀다면?

흔히들 워라밸이라고 부르는 이 단어가 어느 순간 우리의 머릿속에 자리잡았다. 워크 라이프 밸런스work life balance의 줄임말로, 일과 사생활 간의 균형을 의미하는 단어이다. 이 말은 1970년대 영국에서 처음 등장했다고 전해지는데, 한국에서는 최근에 와서야 강조되고 있다. 1900년대 초에는 일제강점기로 어려웠던 나라였고, 중반에는 전쟁을 겪었다. 이후에는 가난에 허덕였지만, 빠른 경제 성장 이후에 이제는 선진국의 반열에 올라섰다는 것을 느낄 수 있는 단어이다. 즉 먹고 사는 생존의 문제를 넘어서서 '어떻게' 살아야 하는지 고민하는 시기가 온 것이다.

워라밸은 수련의에게도 중요한 요소이다. 수련을 받는, 아직 배우는 과정 중에 있는 사람이라는 이유만으로 희생과 인내를 강요해서는 안 된다. 그들도 수련의 이전에 사람이기 때문이다. 또한 의사는 생명과 직결된 판단을 내려야 하는 사람이기 때문에 정신을 맑게 유지할 필요가 있다. 환자와 의사 모두의 안전을 위해서 충분한 휴식은 필수다.

의대 동아리의 술자리에는 정말 까마득히 높은 학번의 선배들도 참석한다. 이런 선배들의 수련 이야기를 들어 보면 현재로서는 상상도 되지 않는 일들의 연속이다. 대표적으로는 100일 당직, 벌 당직 등이 있다. 100일 당직은 레지던트가 되고 나서 100일 동안 쉬는 날 없이 병원에서 생활하는 것을 이야기한다. 벌 당직은 그날 잘못한 일이 있으면 그 대가로 쉬는 날에도 당직을 서는 것을 이야기한다.

현재는 수련 환경이 많이 개선되고 있다. 2016년 말부터 시행된 '전공의 특별법'으로 인해 주 80시간 근무 제한이 생기고, 여러 가지 불합리한 일들이 사라지는 추세다. 하지만 2018년 시행된 주 52시간 근무제처럼, 아직은 병원과 전공의들 모두 시행착오를 겪고 있다. 예를 들어 전공의가 일하지 못하는 만큼 펠로우의 업무가 가중되고 있다. 펠로우는 세부 전공 수련을 받는 입장이긴 하지만 전공의 법의 효력을 받지 않는다. 펠로우를 할 예정인 레지던트들은 결국엔 전공의 때 일하지 않은 만큼 펠로우 때 일하게 된다.

반면 미국은 수련의를 위한 법안들이 충분히 마련되어 있다. 그리고 오랜 기간 시행되어 왔기 때문에 병원이나 수련의 입장에서도 혼란을 겪을 일이 적다. 이는 이후 챕터에서 조금 더 살펴볼 예정이다. 결론은 수련을 받지 않은 의사 중에 워라밸을 생각하는 사람이라면 미국은 좋은 선택지가 될 수 있다는 것이다.

1) 병원 외부에서 관리하는 트레이닝

미국 전체 레지던트 프로그램은 ACGMEaccreditation council for graduate medical education라는 기관에 의해서 관리된다. ACGME는 비영리 기관으로, 레지던트 프로그램의 기준과 요건을 만드는 곳이다. 가이드라인에는 병원이 ACGME로부터 지원받기 위한 최소한의 요건, 교육 프로그램의 커리큘럼 관리, 레지던트의 평가, 레지던트의 복지 등등이 설명되어 있다.

실제로 가이드라인에 실린 요건을 하나 살펴보면 다음과 같다.[1]

- Faculty members are a foundational element of graduate medical education faculty members teach residents how to care for patients. Faculty members provide an important bridge allowing residents to grow and become practice-ready, ensuring that patients receive the highest quality of care. (하략)
- Faculty members create an effective learning environment by acting in a professional manner and attending to the well-being of the residents and themselves.

---

1 ACGME. Common Program Requiremnets (Residency). www.acgme.org/what-we-do/accreditation/common-program-requirements/. 2020

교수는 레지던트 교육의 핵심이며, 레지던트가 의료 행위를 배울 수 있게 도와주는 동시에 환자가 최상의 치료를 받을 수 있게 도와야 한다고 나와 있다. 또 다른 문구에는, 교수진들은 레지던트의 배우는 환경을 효과적으로 조성해야 한다고 명시되어 있다.

ACGME에서 가이드라인만 만드는 건 아니다. 매년 가이드라인이 실제로 잘 지켜지고 있는지 감시한다. 일단은 정기적인 파견 점검이 있다. 또한 ACGME에서 후원하는 프로그램에 속한 레지던트들은 매년 무기명으로 프로그램 평가를 보낸다. 만약 이런 평가의 결과, 문제가 있다고 판단하면 ACGME에서 직접 감사를 나와 병원 평가를 한다. 그래도 문제가 해결되지 않으면 레지던트 프로그램 허가를 취소해 버린다.

레지던트 프로그램이 취소된 병원에서는 향후 몇 년간 레지던트를 뽑을 수 없게 된다. 그럼 교수가 당직을 서 가면서 환자를 돌봐야 한다. 혹은 비싼 비용을 들여서 더 많은 수의 직원을 고용해야 한다. 교수와 병원으로서도 이런 상황은 달갑지 않기 때문에 문제가 생기지 않도록 노력한다.

이뿐만이 아니다. 레지던트의 급여도 병원과 분리되어 있다. 레지던트의 연봉은 내과 기준으로 약 5만~6만 달러 정도이다. 이는 각 병원에서 부담하는 것이 아니라 정부에서 지원한다. 물론 병원마다 약간씩 급여를 조정하여 조금 더 높은 연봉을 받는 곳도 있긴 하다. 하지만 기본적으로 병원에서 큰 부담을 지는 것은 아니다.

레지던트 프로그램 구조 자체가 이렇게 형성되어 있기 때문에 병원에서는 최대한 많은 레지던트를 구하고 싶어 한다. 상대적으로 값싼 고급

인력이기 때문이다. 그러므로 병원에서는 레지던트 복지에도 신경을 쓰게 된다. 한국에서도 진작부터 시행되었던 1주일 80시간 근무와 같은 제도가 있으며, 이런 규율들은 철저하게 지켜진다.[2]

- Clinical and educational work hours must be limited to no more than 80 hours per week, averaged over a four-week period, inclusive of all in-house clinical and educational activities, clinical work done from home, and all moonlighting.

이 80시간에는 집에서 일하는 시간, 교육받는 시간 그리고 병원 외부에서 일하는 시간 등 모든 것들이 포함되어 있다.[2]

- Residents should have eight hours off between scheduled clinical work and education periods.

또한 하나의 스케줄이 끝나면 다음 스케줄까지 적어도 8시간의 간격을 두어야 한다. 예를 들어 월요일 스케줄이 밤 10시에 끝났다면, 다음 스케줄은 적어도 화요일 아침 6시에 시작해야 한다. 또한 일주일에 한 번, 하루는 완전하게 쉬는 시간이 주어져야 한다.

이런 근무 규정들이 있지만, 얘기를 들어 보면 최대치로 채워서 일하는 경우도 드물다고 한다. 직접 만났던 한 레지던트는 정말 힘든 스케줄인 내과 중환자실에서 일할 때도 주 80시간을 넘긴 적이 거의 없었다고 말했다.

또한 프로그램 대부분이 1년에 4주 정도 유급 휴가를 주며, 아기가 생겼을 때는 적어도 2주 정도의 출산 휴가를 준다. 이렇게 미국에서는 레지던트를 보호하고, 그들의 삶을 존중하는 제도들이 여러 겹으로 마련되어 있다.

어떤 사람들은 레지던트의 복지와 트레이닝의 효과가 반비례한다고 주장하기도 한다. 그들은 더 많은 환자를 보고, 술기를 익히는 것이 더 좋은 의사가 되는 기반이 된다고 생각하기 때문이다. 그래서 80시간으로 제한된 레지던트 트레이닝 시간이 턱없이 부족하다고 말하기도 한다. 하지만 ACGME에서는 각 과의 프로그램마다 'Milestone'이라고 하는, 꼭 익혀야만 하는 것들을 정해 둔다. 그리고 병원에서 이것들을 지키는지 다시 관리 감독한다.

다시 말해, 레지던트의 복지가 증대한다고 해서 프로그램의 효과가 떨어지지 않는다는 것이다. 이런 제도들로 인해서 미국에서 레지던트 프로그램을 마치면 기본 이상의 역량을 갖추게 된다. 프로그램의 특성에 맞춰서 특화된 부분은 각각 다르겠지만, 세계 어디를 가건 의료 행위를 할 수 있는 기본적인 소양을 갖춘 의사가 된다는 말이다. 이는 병원 외부의 기관에 의해 관리되는 시스템의 장점이라고 할 수 있다.

2) 갑질 없는 트레이닝

미국에 가야겠다고 마음먹은 것은 꽤 오래전이지만, 그 마음을 굳히게 만든 사건이 하나 있다. 모교인 건국대학교에서는 4학년 1학기를 마친 뒤 '특성화 실습 기간'이라고 하여, 원하는 형태의 실습에 참여할 기회를 준다. 어떤 학생은 법에 관심이 있어 법률 사무소에서 근무해 보기도 하고, 어떤 학생은 다른 병원을 찾아가 실습해 보기도 한다.

나의 경우에는 미국에 관심이 있었기에 미국 병원에서 실습하기로 마음먹었다. 그래서 이 기간 동안 캔자스주에 있는 캔자스대학교 메디컬센터에서 클럭십을 돌게 되었다.

류마티스 내과 입원 환자 실습을 시작할 때였다. 담당 교수를 처음 만나는 자리였는데, 그 자리에는 류마티스 내과 펠로우와 새로운 로테이션을 시작하는 레지던트 3년 차가 있었다. 교수는 자기소개를 마친 뒤 레지던트와 나에게 이번 로테이션에서 얻고자 하는 것이 무엇인지 물었다. 레지던트는 전문의 시험을 앞두고 있기에 류마티스 내과 문제를 틀리지 않는 것이 목표라고 말했다. 클럭십에 참여한 나는 류마티스 내과에 대해서 잘 알아가고 좋은 추천서를 받는 것이 목표라고 말했다.

놀라운 일은 다음 날부터 일어났다. 교수는 나에게 직접 환자를 배정해 주었고, 펠로우는 나의 클럭십 경험에 도움을 주기 위해서 자신의 환자를 문진할 때도 나에게 먼저 기회를 주었다. 그리고 부족한 문진을 채워 주면서 어떤 것들이 더 필요한지 친절하게 알려 주었다. 또한 교수보다 앞서 환자 보고를 들어 보고 피드백해 주었다. 교수는 리포팅에 서투른 나를 끈기 있게 기다리고 피드백해 주면서 자신감을 심어 주었다. 또한 회진이 끝난 뒤에는 3년 차 레지던트를 돕기 위해서 직접 강의를 준비해 오기도 하였다. 강의는 전문의 시험에서 자주 나오는 문제들을 위주로 구성하여 핵심을 짚어 주었다.

병원 내에서 처음 접하는 광경에 굉장히 인간적이라는 느낌을 많이 받았다. 또한 직위에서는 상하 관계가 분명하지만, 인간으로서는 수평적인 관계를 유지하는 모습이 인상적이었다. 또한 서로의 필요한 점을 당당하게 이야기하고, 부족한 점은 채워 주며, 서로를 도우면서 발전하려는 모습에 반해 버렸다. 이날은 나에게는 잊지 못하는 날이 되었고, 미국으로 가야겠다는 마음을 다시 한번 단단하게 만드는 계기가 되었다.

3) 능동적인 트레이닝

한국 병원이 교수에게 요구하는 것은 연구, 진료, 교육을 모두 담당하는 슈퍼맨의 삶이다. 하지만 미국에서는 교수도 세분화되어 있다. 어떤 교수는 진료에 관심이 없고 연구에만 매진하기도 한다. 어떤 교수는 학생 교육에 관심이 많아 강의를 중점적으로 하기도 한다. 대부분 병원에서 일하는 교수의 경우에는 환자 케어와 레지던트 교육에만 힘쓰는 사람들이다. 물론 연구를 함께 진행하기도 하지만, 주 업무는 케어와 교육이다.

이는 미국의 병원 트레이닝 시스템이 뒷받침되기 때문에 이뤄질 수 있는 것이다. 미국 병원에서 환자를 보면서 일하는 교수들은 대부분 레지던트 교육에도 관심이 있는 편이다. 왜냐하면 자신이 선택한 길이기 때문이다. 또한 연구, 강의 등을 함께하는 것이 아니기 때문에 한국보다 교육에 들일 수 있는 시간이 훨씬 많다.

우리나라의 레지던트가 가장 아쉬운 부분은 앞선 일화와 같은 능동적인 교육을 받을 시간이 너무나도 짧다는 것이다. 교수들은 바쁘기 때문에 빠르게 처방 지시만 내리고 다른 일을 하러 가야 한다. 그러면 레지던트들은 교수가 하는 처방을 그저 따라 하는 수동적인 교육을 받게 되고, 그 처방의 이유에 대해서도 모르는 채로 지나가게 된다. 그러다가 전문의 시험 공부를 하면서 "이래서 교수님께서 그렇게 하셨구나." 하고 뒤늦게 깨닫는 것이다. 교수가 레지던트에게 쏟을 시간이 많이 없어서 일어나는 일들이다.

이러한 교육의 차이를 극명하게 볼 수 있는 것은 외래와 회진에 소요되는 시간이다. 주로 교육은 이 두 개의 과정을 통해 이뤄진다. 내가 겪었던 한국 병원의 회진은 보통 30분 이내로 끝났다. 미국의 회진은 이보다 훨씬 더 길게 이뤄진다. 환자 한 명에 소요하는 시간이 보통 20~30분이라고 생각하면 된다. 회진의 과정은 뒤에서 더 자세히 설명하겠지만, 이 안에는 레지던트나 학생 교육에 소요하는 시간이 꽤 된다.

외래도 마찬가지이다. 오전에만 40~50명을 봐야 하는 한국의 외래에서는 환자만 진료하기에도 시간이 빠듯하다. 당연히 교육할 시간이 있을 리 만무하다. 하지만 미국의 경우에는 한 타임에 많아야 15명 정도의 환자를 본다. 회진과 마찬가지로 한 환자에게 소요하는 시간이 20~30분 정도로 교육의 비중이 꽤 된다.

이런 교육 시스템 덕분인지는 몰라도, 나는 미국에서 실습했던 알레르기 내과나 류마티스 내과 쪽은 비교적 이해가 빨랐고 기억도 오래 갔다. 이렇게 더 좋은 환경을 원하는 레지던트라면 미국은 최고의 선택이 될 수 있다.

4) 존중받는 트레이닝

류마티스 내과는 굉장히 복잡한 케이스가 많이 몰려드는 곳이다. 하나의 장기 시스템만 생각해서는 안 되는 질병들이 많다. 그래서 미국에서는 농담으로 무슨 질병인지 잘 모르겠으면 류마티스 내과에 컨설팅해 보라는 말이 있을 정도다. 당시에 있던 환자도 굉장히 어려운 케이스여서, 이런저런 과들이 붙어서 고민하던 끝에 류마티스 내과로도 컨설팅 요청이 왔다.

펠로우와 함께 환자를 문진하러 가던 와중에, 먼저 환자를 보고 온 심장 내과 교수와 마주치게 되었다. 자연스럽게 소개하고 환자에 대한 의견을 나누었다. 먼저 심장 내과 교수의 이야기를 듣고, 펠로우도 자신의 의견을 자연스럽게 말하였다. 그리고 마지막에는 겸손함을 내비치려고 했던 것인지, 담당 교수와 상의해 보겠다고 말하며 "I'm just a fellow."라고 덧붙였다. 심장 내과 교수는 그 말을 듣자마자 단호하게 그렇게 말하지 말라고 했다. 레지던트든 펠로우든 이미 정규 교육을 잘 마친 사람들

이므로 한 명의 의사로서 존중받아야 한다며, 스스로 깎아내리는 행동을
하지 말라고 말했다.

미국은 학생, 레지던트, 펠로우를 막론하고 서로를 존중하는 분위기가
조성되어 있다. 물론 수직적인 위계질서가 아예 없는 것은 아니다. 분명
한 상하 관계가 있고 선을 넘어서도 안 된다. 하지만 수평적인 위치에서
서로를 이해하려는 모습이 많이 보인다. 이것이 미국에서의 트레이닝을
더 매력적으로 만든다.

5) 이렇게 다양한 진로가 있다고?

미국의 레지던트나 펠로우십을 살펴보면, 한국에서 보지 못하는 프로
그램들이 매우 많다. 단적인 예로, 우리나라는 단일 과로 수련을 받게 되
어 있다. 소아과면 소아과, 내과면 내과이다. 그런데 미국에서는 하나의
프로그램으로 묶여 있는 것을 심심치 않게 보게 된다.

'Freida'라는 미국 레지던트 검색 프로그램(https://freida.ama-assn.org/
specialty/internal-medicine)에서 search programs를 누르고 view all spe-
cialties를 누른 후 Internal Medicine을 찾아보면, 하나의 내과로 뭉쳐져
있는 것이 아니라 '내과/피부과Internal Medicine/Dermatology', '내과/응
급의학과Internal Medicine/Emergency Medicine', '내과/가정의학과Internal
Medicine/Family Medicine' 등등 여러 가지 선택지가 있는 것을 볼 수 있다.
'Internal Medicine/Pediatrics'의 경우에는 내과와 소아과의 조합으로,

어린아이부터 노인까지 나이에 상관없이 모든 환자를 볼 수 있는 프로그램이다.

펠로우십도 마찬가지이다. 공중보건의사를 함께한 한 선생님은 소아과 전문의인데, 세계 보건global health에 관련된 미국의 펠로우십을 가고 싶다고 했다. 간단히 설명하자면 개발 도상국에서 의료 행위를 하게 되었을 때를 대비한 트레이닝이라고 한다. 장비나 약품이 갖춰지지 않은 상태에서 최적의 의료 행위를 찾는 프로그램이라고 할 수 있다. 한국에는 전무한 과정이다.

또 다른 예로는, 일차 진료 전문의 이후에 하게 되는 스포츠 의학 펠로우십이 대표적이다. 'Sports Medicine(EM)', 'Sports Medicine(FM)', 'Sports Medicine(PD)', 'Sports Medicine(PM)' 등이 있는데, 이 역시 한국에서는 꽤 찾기가 힘든 과정이다. 보통 정형외과에서 스포츠 의학을 함께 맡고 있기 때문이다. Freida에는 나와 있지 않지만, 내과 레지던트를 하고 나서도 스포츠 의학 펠로우십을 이어나갈 수 있다.

진로의 다양성은 레지던트/펠로우십 프로그램에서만 찾을 수 있는 것이 아니다. 병원 밖 사회에는 의사가 필요한 곳은 매우 많고, 의사라는 직업이 할 수 있는 것들도 많다. 어떤 의사는 진료나 연구보다 학생 교육에 집중하기도 하고, 우주에 관심이 있는 의사는 우주에서 환자를 케어하기 위해 나사NASA, national aeronautics & space administration에 입사하기도 한다. 또 어떤 의사는 여행을 좋아해서 크루즈에 승선하여 환자를 돌보는 역할을 맡기도 한다.

샌디에이고에서 Medical English Program을 수강할 때였다. 당시 프로그램을 진행하던 선생님이 어떤 과에 관심이 있냐며 물어왔었다. 어렸을 때부터 운동을 좋아했기 때문인지 의학전문대학원에 들어갈 때부터 스포츠 의학에 관심이 있었다. 선생님은 주변에서 스포츠 닥터Sports Medicine Doctor를 찾아보고, 학생이라고 밝히면서 조언해 달라고 메일을 보내 보라는 권유를 했다.

아무런 관계가 없는 사람에게 메일을 보내는 것도, 조언을 구하는 것도 한국에서는 흔하지 않은 일이었기에 망설였다. 하지만 미국까지 온 이상 할 수 있는 건 다 해보자는 마음으로 신경 써서 메일을 작성했다. 스무 명이 넘는 의사에게 메일을 보냈는데, 그중 딱 한 사람이 답장을 해주었다. 심지어 자신이 담당하는 스포츠팀 경기에 초대한다며 티켓까지 보내 주었다. 일면식도 없는 사람에게 도움을 청했는데도 상대방이 요청에 응해 주다니, 너무나도 황홀한 경험이었다!

떨리는 마음으로 경기장으로 향했다. 교수님이 반갑게 맞아 자리로 안내해 주었다. 그날 함께 경기를 보면서 궁금했던 것들을 질문할 수 있는 시간을 얻었다. 그중에서도 기억나는 이야기는 교수님의 스케줄이었다. 일주일 중 며칠은 대학병원에서 외래를 열고, 하루는 본인의 클리닉에서 진료하며, 경기가 있는 토요일에는 팀 닥터로 경기 전후 선수들의 몸 상태 및 부상 정도를 체크한다는 것이었다. 또한 자기도 운동을 좋아해서 동호회 축구팀에 소속되어 있으며, 거기서도 선수와 팀 닥터 일을 병행한다고 했다. 시간이 날 때는 자원봉사의 개념으로 아들의 팀에도 팀 닥터를 해 주고 있다고 말했다. 반드시 병원에만 머무르는 게 아닌 의사의 삶이었고, 얘기를 들으면 들을수록 미국에서는 내가 하고 싶은 모든 일이 가능했다.

또 다른 이야기도 있다. 국가고시를 마친 뒤에 마이애미로 두 번째 클럭십을 갔을 때다. 담당 교수는 매일매일 바빠 보였다. 미국 병원답지 않게 빠르게 회진을 진행할 때도 잦았고, 회진이 끝나고 나면 회의가 있다면서 빛의 속도로 사라지기 일쑤였다. 처음에는 왜 그런지 이해하지 못했다.

약 2주쯤 지나고 나서야 이유를 알게 되었다. 이 교수님은 한 군데의 병원에서만 일하는 것이 아니었다. 그때 내가 클럭십을 하던 병원에서는 플로리다국제대학교Florida International University에서 온 학생들을 가르치고 있었다. 또 Larkin이라는 다른 병원에도 근무했는데, 그곳 역시 수련병원으로 레지던트를 가르치는 역할을 함께 맡고 있었다. 심지어 개인 의원도 따로 하고 있어서 매일 회진이 끝나면 부리나케 다른 일정을 맞추러 달려갔던 것이었다.

이렇듯 미국에서는 의사라는 하나의 직업으로 다양한 일을 할 수 있는 환경이 잘 조성되어 있다. 한국은 개원하거나 대학병원에 남거나 하는 두 가지의 선택지만이 존재하는 것 같아 안타까웠다. 미국에서 트레이닝을 받는다면 다양한 경험을 통해 내가 어떤 형태의 진료와 맞는 의사인지 알아가는 데 도움이 될 것이다.

인턴 생활 혹은 레지던트 생활을 앞둔 사람들에게 미국행을 고려해 볼 만한 이유를 살펴보았다. 분명히 좋은 조건인 것은 머릿속으로 알고 있으나, 쉽사리 미국행을 선택하지 못하는 이유는 많을 것이다. 그중에서도 가장 큰 이유 중 하나는 가족이라고 생각한다. 부모님과 멀리 떨어져서 살아야 한다는 것은 생각보다 큰 문제가 될 수 있다. 또한 가정을 꾸렸을 때 가족 구성원이 미국행을 반대할 수도 있다.

이런 이들을 위해 이야기하고 싶은 것은, 미국 트레이닝은 대부분 한국에서 인정이 된다는 사실이다. 미국에서 수련을 받고 전문의 시험을 통과했다면, 한국에서도 전문의 시험을 치를 수 있는 자격이 주어진다. 심지어 미국 전문의 자격은 호주, 영국, 싱가폴 등 다양한 영미권 국가에서도 인정된다. 물론 몇 가지 사항을 충족시켜야 하지만 트레이닝을 마친 뒤 한국으로 돌아가서도 전문의 생활을 시작할 수 있다.

즉 미국에서 수련을 받는다고 해서 꼭 미국에서 의사 생활을 이어 나가야만 하는 것은 아니라는 말이다. 그때의 상황에 맞춰서 자신의 환경에 맞게 결정 내리면 된다. 내가 미국 트레이닝을 추천하는 이유는 미래의 선택지를 넓힐 수 있기 때문이다. 만약 미국뿐만 아니라 전 세계에서 활동하고 싶은 의사라면, 미국에서 받은 트레이닝은 어느 국가에서나 인정받을 수 있기 때문에 좋은 조건이 된다. 또한 영어는 세계 표준어이기 때문에 어느 곳에서나 널리 쓰일 수 있는 장점도 있다. 내과나 가정의학과와 같은 과들은 수련 기간도 3년으로 길지 않기 때문에 한 번쯤은 도전해 볼 만한 가치가 있다고 생각한다.

4. 내가 전문의라면?

사실 한국에서 전문의를 땄다면 미국으로 나가서 의사 생활을 이어나가는 것은 굉장히 어려운 일이다. 일단 미국은 엄청나게 뛰어난 사람을 제외하고는 외국 의사들의 트레이닝을 인정해 주지 않는다. 그래서 한국에서는 전문의라고 하더라도 미국에서 다시 레지던트 트레이닝을 받아야 한다. 긴 시간 동안 수련받고 사회로 나가 제대로 된 대우를 받기 시작한 전문의 입장에서 본다면 또다시 수련받아야 하는 현실은 서글프기만 하다. 이러한 현실에도 불구하고 미국행을 선택하는 전문의들을 심심찮게 볼 수 있다.

1) 가족과의 시간이 중요해

신경외과는 크게 뇌와 척추의 수술을 담당한다. 위중한 환자들이 많고 수술 시간도 평균적으로 길어 굉장히 바쁜 과로 유명하다. 농담인지 진짜

인지는 알 수 없지만, 병원 전체에서 가장 바쁜 사람이 신경외과 레지던트 1년 차, 그다음 바쁜 사람이 신경외과 2년 차, 그다음이 신경외과 3년 차라는 말이 있을 정도이다. 전반적인 수련 환경이 개선되고 있는 지금에도 신경외과는 힘든 과로 분류된다. 그러니 지금 교수들의 레지던트 때 수련 환경은 감히 상상할 수 없을 정도였을 것이다.

실습을 돌 때 어느 신경외과 교수에게 들은 이야기를 나는 아직도 잊을 수가 없다. "주말에 아들이 병원 근처에 갈 일이 있다고 해서 생애 처음으로 단둘이 지하철을 탔는데 어색해서 미치겠더라고. 난 이렇게 아들이랑 오래 같이 앉아 본 적이 없어. 그래서 대낮인데도 병원에 와서 맥주 한잔 했잖아."

그 당시에는 웃고 넘긴 이야기였다. 하지만 내가 한 사람의 배우자가 되고 아이의 아빠가 되고 난 뒤 곰곰이 생각해 보니 너무도 서글픈 이야기였다. 우리나라 의사의 어두운 면을 단편적으로 보여 주는 이야기라고 생각한다. 비단 신경외과 의사만의 이야기는 아니다. 우리 모두의 현재이자 미래일 수 있다.

흔히 한국에서는 의사가 되면 배우자나 자식만 좋지 본인은 그렇게 좋지 않다고들 한다. 가족과 함께할 시간이 턱없이 부족하기 때문이다. 우리나라 의사 중 대부분은 대학병원에 남거나, 페이 닥터를 하거나, 개원을 하는 등 세 가지의 삶 중 하나로 살아가게 된다. 트레이닝을 마치고 대학병원에 남아 있는 사람들은 가족과 시간을 보내기가 힘들다. 전공의 특별법이 시행되고 나서는 특히 더 힘들어진 경향이 있다.

한번은 방학 때 다른 병원으로 실습을 나간 적이 있다. 나는 외과 중환자실에 있었고, 동기 한 명은 다른 파트로 갔었다. 하루는 동기가 밥을 먹으면서 재밌는 사실이 있다며 이야기 하나를 해 주었다. 자신이 속한 파트에는 8명의 펠로우가 있는데, 8명 중 4명은 결혼을 안 했고 나머지 4명은 결혼을 했다가 이혼했다는 것이었다. 모두가 이런 삶을 사는 것은 아니지만 그 정도로 대학병원에서 일하면 가정을 꾸리고 유지하는 것이 힘들다.

페이 닥터를 하거나 개원한 사람들의 사정은 조금 나을지도 모른다. 하지만 마찬가지로 꽤 오랜 시간을 병원에서 일해야 하고(보통 아침 9~10시부터 저녁 7~8시까지, 토요일에도 오전 혹은 오후까지 진료) 아이들과 시간을 보내기는 힘들다고 생각한다.

미국은 가족과의 시간을 정말로 중요하게 생각한다. 일단 한국에서 흔한 회식은 일절 찾아볼 수 없다. 그 시간은 가족과 보내야 하는 시간으로 생각하기 때문에 웬만하면 방해하려 하지 않는다. 그래서 그런지는 몰라도 미국의 레지던트들도 저녁이 있는 삶을 살 수 있다. 지금 시애틀에서 레지던트를 하고 있는 Dr. Chu의 경우에는 클리닉에서 일할 때 보통 6시 반 정도에 퇴근하고, 몇몇 과에서는 4~5시에 퇴근하기도 한다고 한다. 충분히 가족과 함께 시간을 보낼 수 있는 일과다.

전문의를 딴 사람의 경우에는 입원전담전문의hospitalist로 활동하는 사람도 많다. 입원전담전문의의 경우에는 한 달의 절반만 일하고 절반은 쉴 수 있다. 일하는 시간에는 업무 강도가 있는 편이지만, 쉴 때는 가족과의 시간을 충분히 보낼 수 있는 장점이 있다. 게다가 개인 클리닉의 운영 시간을 찾아보면 보통 4~5시 즈음에 문을 닫는다. 의사 대부분이 한국보다 워라밸이 좋은 삶을 살 수 있는 것이다.

이런 이유들로 인해 일과 가정을 균형적으로 꾸려 나가고 싶은 전문의들은 레지던트를 다시 하게 되는 어려움이 있더라도 미국행에 도전하는 경우가 드물지 않다.

2) 아이에게 더 좋은 교육 환경을 제공하고 싶어

미국행을 택한 전문의 중 많은 사람이 아이 교육을 미국행의 이유로 꼽았다. 내가 힘들더라도 아이를 위해서라면 어떠한 고난도(레지던트를 한 번 더 하더라도) 이겨 낼 수 있다는 단단한 마음가짐을 가진 분들이었다.

나의 첫째 아이는 2020년 8월에 태어났다. 공보의 1년 차일 때다. 공보의는 남자 의사의 삶에서 가장 좋은 시기라는 말이 있다. 일이 많지도 않고 시골에서 여유로운 삶을 살아볼 수 있기 때문이다. 개인적으로 공보의를 하면서 육아하는 일은 굉장히 축복받은 일이라고 생각한다. 어렸을 때 아이가 커가는 과정을 오롯이 지켜볼 수 있기 때문이다. 아이가 태어나고 육아라는 것을 처음 해 보아 정신이 없을 때는 미래에 대해서 생각할 겨를도 없었다. 하지만 아이가 돌이 지나고 조금씩 커가다 보니 어떤 환경이 아이에게 좋을지 생각해 보게 된다.

내가 일하고 있는 서산은 신기한 도시이다. 인구가 18만을 향해서 '증가'하고 있는 서산은, 시도별 출산율 4위인 충남 내에서 출산율 1.26으로

1위를 차지하였다. 서울과 대구에서 살 때는 정말 드물게 보이던 아이들이 아파트 사거리에만 가도 수두룩하다. 집에서 약 200m 정도 걸어가면 초등학교도 하나 있다. 하교 시간이 되면 사거리는 초등학생들로 북적거리고, 아파트 놀이터도 아이들의 소리로 가득 찬다.

이 광경도 신기하지만, 더 신기한 것은 따로 있다. 아파트 근처 상가를 살펴보면 건물마다 영어 학원과 수학 학원이 꼭 한 개씩은 있다는 것이다. 이 작은 도시에 학원이 이렇게나 많을 줄은 상상도 못 했다. 나의 처제는 우리보다 3개월 먼저 조카를 낳았는데, 조카가 1살이 될 무렵 서산에서 유명한 영어 학원에 등록하려고 갔었다. 돌아오는 대답은 가관이었다. 예약이 밀려 있어 조카가 5살이 될 때쯤 등록이 가능하다는 것이다. 이렇게 한국 학부모의 학구열은 굉장하다. 초등학생이 되기 전부터 학원에 대해서 신경을 쓰고 입시를 위해서 달려 나간다.

2021년 10월 말에는 코로나 때문에 미뤄졌던 훈련소를 가게 되었다. 훈련소 안에서 시간이 꽤 많아 여러 권의 책을 읽었다. 그중에서 감명 깊게 읽었던 책은 김용섭 작가님이 지은 『프로페셔널 스튜던트』였다. 책의 커다란 줄기를 요약하자면, 지금까지 이어져 왔던 학력을 통한 취업 및 성공 사례들이 점점 사라지고 개인의 실력 위주의 사회가 도래할 것이라는 이야기다. 또한 빠르게 변하는 사회를 따라서 끊임없이 공부할 수 있는 능력을 키운 개인만이 시대의 흐름에 발맞춰 나아갈 것이라는 게 주요 내용이었다.

한국에서는 11월이 되면 항상 뜨는 뉴스가 있다. 수능의 난이도가 어땠는지, EBS와의 연계율이 어땠는지 등의 제목이다. 고등학교를 졸업한 지 10년 이상이 지나 강산도 변했을 텐데, 대학에 들어가는 기준 자체는 크게 변하지 않았다. 교육이 현실의 변화를 따라가지 못 하는 것이다. 그 저 좋은 대학에 들어가기 위해서 입시 공부만을 했던 아이가 과연 변화에 발맞춰 새로운 공부를 할 수 있는 능력을 키울 수 있을지도 의문이다.

저명한 미래학자인 앨빈 토플러Alvin Toffler는 2008년 9월 서울에서 열린 아시아태평양포럼에서 "한국 학생들은 하루에 15시간 학교와 학원에서 열심히 공부하는데, 미래에 필요치 않을 지식과 존재하지도 않을 직업을 위해 소중한 시간을 낭비하고 있다."라고 말했다. 2008년에도 비판 받았던 제도가 현재까지도 변화하지 않고 있다는 것은 정말 큰 문제라고 생각한다.

이 모든 것을 고려했을 때 입시만을 위해 달려 나가는 우리나라 교육을 받게 하는 것이 맞는가 하는 의문이 들었다. 개인적으로 나는 이런 형태의 입시에서 살아남은 사람 중 한 사람이라고 생각한다. 하지만 그 안에서 작은 성공을 이뤘다고 해서 그 과정이 행복했던 것은 아니다. 혹자는 "부모가 올바른 환경을 조성해 주고 공부시키면 되지 않느냐."라고 반문할 수도 있다. 물론 그렇다. 부모가 중심을 똑바로 잡는다면 입시만을 위한 공부에서 벗어나 변화의 흐름에 맞춰 교육하는 것도 불가능한 것은 아니다. 하지만 맹모삼천지교라고, 주위 환경은 그만큼 중요하다.

또한 아이가 좋아하는 것을 찾아주는 것이 부모의 역할이라고 생각한다. 학창 시절을 생각해 보면, 막연히 의사가 되고 싶었지 진로 탐색의 기회를 가지고 여러 직업을 살펴본 뒤 선택한 결과물은 아니었다. 미국의 교육은 뭔가 다르다고 느꼈던 것은 샌디에이고에서였다. 샌디에이고의 Medical English Program에 다닐 당시, 하숙집 주인에게는 세 명의 아이가 있었다. 그중 큰아이는 노래 부르고 춤추는 것을 좋아했다. 주말이 되면 내 앞에서 동생들과 함께 안무를 곁들여 노래를 불러 주기도 했다. 하숙집 주인 부부는 그 아이를 위해서 연기 학원에 등록하여 흥미를 찾아볼 수 있게 도와주었다. 아이는 학교 연극부에도 들어가 자신의 역할을 충실히 수행했다.

물론 미국에서도 명문대를 졸업하여 사회에 나간다면 더 많은 기회가 주어질 수 있다. 하지만 실제 인터뷰 현장에서 그 부분은 더 이상 중요하지 않게 된다. 학벌은 면접관의 흥미를 끌 수는 있지만 딱 거기까지다. 학벌보다 중요한 것들은 이때까지 경험했던 일들을 통해서 어떤 것을 배웠는지, 그 일들이 나에게 어떤 목표를 주었는지, 그리고 회사와 어떤 연결점이 있는지 하는 것들이다. 즉 이 사람이 가진 경험을 통해서 우리 회사에 어떤 미래를 줄 수 있는지를 살핀다.

반대로 지원자의 경우에는 내가 이 회사에 들어가서 어떻게 성장할 수 있을지 본다. 결국은 상호 작용인 것이다. 미국 의학전문대학원 선발 과정을 살펴보아도 지원자가 명문대에서 실험했다는 사실보다는 그 경험을 토대로 어떤 것들을 배웠는지를 중점적으로 살핀다. 실제로 명문대 학생을 누르고 타 지원자가 뽑힌 사례도 넘쳐난다.

그러니 아이들이 명문대를 꿈꾸고 학교와 학원을 돌며 공부만 하는 것보단, 그들이 살아가면서 관심 있는 분야를 완전히 경험할 수 있도록 도와 주는 것이 옳다고 생각했다. 미국은 본인의 관심 분야를 찾을 수 있게 도와줄 뿐만 아니라 이런 모험과 도전을 진심으로 응원하고 격려해 주는 환경이 뒷받침된다.

Dr. Chu가 경험한 사례들은 이런 환경을 정확하게 보여 준다. Dr. Chu가 살았던 시애틀에 한 고등학교가 있었다. 이름이 널리 알려진 학교는 아니었지만, 학생들은 꿈을 품고 있었다. 이들은 자신들의 열망을 담아 로봇 클럽을 만들었다. 고등학교에서 배우지도 않은 기계공학, 전자공학을 공부하며 로봇을 만들었다. 주변 사람들은 이 과정들이 쓸데없다 생각하지 않고, 오히려 그들의 끈기와 열정을 칭찬해 주었다. 결국 이 학생들은 지역 로봇 대회에 참가해 우승을 거머쥐고 MIT에 입학하였다.

『부자 아빠 가난한 아빠』의 저자 로버트 기요사키Robert Toru Kiyosaki처럼 어렸을 때부터 사업에 발을 들인 학생도 있다. 이 학생은 자신이 관심 있는 분야에 발을 들여 중학생 때부터 작은 사업을 시작하였는데, 이를 바탕으로 고등학교, 대학교에 다니는 동안 점점 성장시켜 목돈을 만들었다. 이를 통해 또 다른 사업을 시작했고, 억 소리 나는 미국 대학 학비를 스스로 내가며 대학 생활을 해나가는 기업가의 삶을 살고 있다.

Dr. Chu는 블로그를 통해서 많은 유학생의 이야기를 들어 보았다. 또한 대학교에 다닐 때는 수많은 한국 학생들에게 과외를 해 보았다. 이를 통해 한국과 미국의 교육을 모두 겪어 보았다. 그 과정에서 발견한 점이 있다. 한국 교육은 반복 학습을 통해 빠르게 답을 찾아가는 능력을 키우는 데 강점이 있었다. 미국 교육은 한국과 다르게 빠르게 답을 요구하지는 않았다. 다만 답을 찾아가는 과정을 중시하였다.

한국에서 학생의 능력을 파악하는 기반은 대부분 시험 점수이며, 이는 정답을 '맞혔는지 여부'에 따라서 갈리게 된다. 반면 미국 교육에서 잘 배운 학생인지 판단하는 기준은 '문제가 물어보고 있는 핵심 원리 파악 여부'다. 한국 학생들의 학습 방식으로는 지식을 쌓고 일차원적인 문제를 푸는 데서 최고의 효율을 발휘한다. 하지만 새로운 형식의 문제를 맞닥뜨리면 앞선 원리들을 응용하는 데 어려움을 느낀다. 반면 미국 교육을 받은 학생들은 원리를 파악하는 데 힘써 왔기에 새로운 상황에서 기본 원리를 적용하고 응용하는 것을 어렵지 않게 해낸다.

이런 교육 방식의 차이가 격차를 만든다. 나이가 어릴 때는 한국 학생들이 훨씬 더 능력 있어 보인다. 정답을 빨리 맞히는 데 익숙하기 때문이다. 하지만 시간이 지남에 따라 미국 학생들이 한국 학생들을 추월하는 때가 온다. 특히 대학생 때 두드러진다. 그 이유는 대학 교육은 더 이상 답을 빨리 찾고 정답을 맞히는 데 초점을 두지 않기 때문이다. 대학에서는 새로운 것을 발견하고 이해하는 능력이 필요하다.

의학 교육에선 이런 부분들이 Step 1에서의 기본 원리 파악으로 이어진다. 이것이 미국 의대에서 2년 동안 기초를 배우는 이유다. 그 이후에 실제 임상 상황으로 나아가 교수와 상호 작용하며 내가 배운 것들을 응용하는 능력을 기르게 된다.

미국에서 아이를 교육하는 것이 정답은 아니다. 앞서 말했듯 충분히 노력한다면 한국에서도 아이에게 멋진 환경을 제공해 줄 수 있다. 반대로 미국행을 택했을 때 아이에게 정체성의 혼란이 오는 경우도 적지 않다. 하지만 전문의의 삶을 포기하고 레지던트를 한 번 더 할 수 있을 정도로 아이 교육은 인생에서 중요한 사항이며, 이를 선택하는 사람이 꽤 많다는 사실을 고민하는 사람들에게 알리고 싶었다.

3) 연구에 집중하고 싶어

미국은 기준을 만들어 가는 나라이다. 그런 기준을 만들어 나가는 데는 활발한 연구가 뒷받침된다. 한국의 기준으로 생각하면 미국도 대학병원에서 연구가 주로 이뤄질 것 같지만, 미국에서는 의사들이 자기의 전문성을 살려 다양한 기관에서 연구한다. 개원의도 연구에 참여할 수 있으며 정부 기관, 제약회사 등과 연계하여 연구를 진행할 수도 있다.

한국의 경우 대학병원이 아닌 이상 연구를 진행하기가 굉장히 어렵다. 심지어 연구하기 위해서 교수가 되었다고 하더라도, 앞서 말했듯 슈퍼맨의 삶을 살아야 하기 때문에 연구에 집중할 수 있는 환경이 아니다. 이러한 이유로 미국행을 택하는 전문의들도 있다.

내가 만난 한 교수는 미국에서 코호트 연구를 진행하고 싶어 했다. 한국에서 이미 오랫동안 임상을 해왔고 어떤 의사에게는 꿈일 수 있는 교수가 되어 있었으나, 연구에 조금 더 집중하기 위해서 USMLE 시험을 준비하고 성공적으로 마쳤다.

연구의 꿈은 전문의들만의 이야기는 아니다. USMLE를 준비하는 학생, 의사들의 이야기를 들어 보면 굉장한 꿈을 가진 사람들이 많다. 나와 함께 플로리다에서 클럭십을 했던 사람은 AI를 통한 뇌 연구를 하고 싶어 미국행을 준비하고 있었다.

USMLE를 통해 임상의 준비를 하면서도, 먼저 미국에서 연구를 경험해 보고 싶은 사람들이 많은 것으로 안다. 이런 사람들은 자기가 관심 있는 분야에서 활발히 연구하고 있는 분에게 미리 cold E-mail을 보내는 것으로 시작하면 좋겠다. 아무런 접점이 없는 사람에게 다짜고짜 이메일을 보낸다는 것이 어려울 수 있다. 심지어 그 메일의 내용이 상대방에게 이득이 되는 것보다는 나를 도와 줄 수 있냐는 것이기에, 한국인으로서는 '이래도 괜찮은 거야?'라고 생각할 수 있다. 나 또한 샌디에이고에서 이런 메일을 보내는 것이 꺼려졌기 때문에 충분히 이해한다.

하지만 미국의 문화를 이해하면 이를 편하게 생각할 수 있다. 미국의 교수들은 농담으로 자기가 연구하는 분야가 세계 최고라고 이야기한다. 그러면서 자신이 몸 담고 있는 분야에 도움을 요청하는 사람이라면 어떻게든 도와주려고 한다. 그 이유는 미국의 연구자들은 본인들의 관심 분야가 더 발전되어 가는 모습을 보고 싶어 하기 때문이다. 또 자신이 관심있는 분야에 더 많은 사람이 흥미를 느끼기를 바란다. "두드려라, 그리하면 열릴 것이다!"라는 말처럼, 연구 분야에서도 미국의 문을 열어가는 사람들이 많아지기를 바란다.

부록 1
미국에 가고 싶은데 영어가 발목을 잡는다면?

미국에서 의사 생활을 하는 걸 망설이는 이유는 많을 것이다. 공부하기 귀찮아서, 한국에서 지내는 것도 충분히 좋아서, 가족들과 떨어져 지내기 싫어서, 미국의 치안이 좋지 않아서, 비자 문제를 해결하기 어려워서 등등. 하지만 그중에서도 가장 큰 비중을 차지하는 이유는 바로 '영어'라고 생각한다. 의학전문대학원 동기들 대부분은 내가 USMLE 공부를 하고 있으면 "나도 미국이나 가고 싶다~"라고 하였다. 그래서 같이 준비하자고 이야기하면 "난 영어를 못해서 안 돼."라고 말하곤 했다.

영어와 관련된 에피소드도 있다. 마이애미로 클럭십을 갔을 때, 차로 3~4시간 거리인 템파 지역의 대학병원에서 레지던트 과정을 하고 있는 선배를 만난 적이 있다. 영어와 관련된 고민을 할 때 그 선배와 대학병원 앞을 걸어가면서 했던 이야기가 떠오른다. 선배는 미국에서 대학을 나왔고 대학원 박사 과정을 하다가 의학전문대학원에 입학한 케이스이다. 대학원을 마친 뒤 다시 미국 레지던트에 합격하여 전문의를 앞두고 있다. 보통 한국인의 기준으로 보았을 때는 영어를 굉장히 잘하는 사람일 것이다. 그런 선배가 이런 얘기를 해주었다.

"우리나라에서 의대나 의전원 가는 애들 굉장히 똑똑한 아이들이지? 미국에서도 마찬가지야. 미국에서도 머리 좋은 애들이 의사가 되는데, 이런 애들은 보통 언어 능력도 상위 몇 프로 안에 드는 애들일 거야. 나는 의사소통하는 데 전혀 문제가 없거든? 그리고 한국어보다 영어가 더 편할 때가 많은데도, 쟤들 옆에서 이야기하면 내가 정말 바보같이 들릴 때가 있어. 쓰는 어휘나 표현이 굉장히 뭐랄까… 고급스럽다고 할까? 우리나라에서도 말 잘하는 사람들은 단어 선택이나, 표현이 뭔가 다르잖아. 그래서 '아…. 나 영어 못하는 구나.'라고 느낄 때가 있다니까."

완전히 반대되는 내용의 이야기도 있다. 미국의 명문 대학 중 하나를 졸업하고 의학전문대학원에 입학한 후배가 하나 있다. 후배의 발음은 입학할 때부터 유명하였다. 의대에 입학하면 해부학을 시작하기 전에 골학을 먼저 배우게 된다. 이때 어려운 해부학 용어들이 난무하는데, 소리 내어 읽도록 하면 소위 '혀에 버터가 발려 있다'라는 말이 나올 정도의 발음을 구사했다. 심지어 이 후배에게 가끔은 1:1 과외를 받을 정도로 영어를 굉장히 잘했다.

하루는 영어가 정말 잘되지 않아 의기소침하며 "영어 진짜 잘할 수 있을까?"라고 물어본 적이 있다. 그때 그 후배의 대답은 굉장히 인상적이었다.

"내 삼촌이 미국에 사는데, 발음이 정말 구려. 근데 진짜 자신감 있게 말을 내뱉어. 그리고 내용만 보면 나보다 훨씬 좋아. 미국 유머까지 하면서 사람들을 웃게 할 정도거든. 삼촌도 처음에 영어를 정말 못했다? 근데 끊임없이 공부하고, 노력하다 보니까 네이티브native 보다 더 표현을 잘하고 말을 재밌게 하더라고. 나는 언어는 노력으로 극복할 수 있는 문제라고 봐. 네이티브보다 더 네이티브가 될 수 있다고 생각해."

미국에서 살기 위해 영어가 필수적인 요소인 것은 맞다. 그리고 의사로 살아가기 위해 더욱더 정교한 언어 능력이 필요한 것도 사실이다. 사소한 커뮤니케이션의 실수가 환자에게 피해를 줄 수 있기 때문이다. 예를 들어 약제의 투약 방법이나, 횟수, 용량 등이 잘못 전달되면 환자는 돌이킬 수 없는 피해를 볼 수도 있다.

물론 당장 커뮤니케이션이 하나도 되지 않는데도 미국에서 환자를 볼 수 있다는 말은 거짓말이다. 하지만 미국에서의 수련 여부를 선택할 때 영어를 잘하지 못한다는 이유로 시도도 해보지 않고 포기하는 모습은 안타깝기만 하다. 개인적으로는 선배의 이야기를 듣고 마음 한편에 불안감이 생겼었다. 하지만 다른 한편엔 후배의 네이티브까지 될 수 있다는 이야기가 희망으로 자리 잡고 있다.

우리나라, 아니 어느 나라든 의대나 의전원에 입학하고 졸업했다는 것 자체가 기본적인 학습 능력이 뛰어나다는 것을 증명한다고 생각한다. 하나의 언어를 배우는 것 또한 학습이다. 영어는 내가 배우고자 하는 의지를 다지고, 열심히 공부하고, 실제로 말을 해본다면 충분히 익힐 수 있는 것이다. 훨씬 어렵고 내용도 많은 의학을 익힌 사람들이 아니던가?

원어민처럼 말하는 데는 정말 오랜 시간이 필요하겠지만, 어느 정도 커뮤니케이션이 가능한 수준까지는 누구나 가능하다고 생각한다. 그리고 미국에서 의사를 하기 위해 꼭 원어민처럼 말하지 않아도 괜찮다. 그러니 누구든지 영어 때문에 USMLE를 포기하지 않았으면 하는 바람이다.

1) 병원 영어 vs. 일상 회화

똑같은 영어라도, 일할 때의 영어와 일상 영어에는 차이가 있다고 생각한다. 일터에서는 반복적인 일을 하면서 한정된 단어를 계속해서 사용한다. 그래서 처음 적응하는 데 다소 시간이 걸릴 수 있으나 조금만 지나면 익숙해지게 된다.

병원도 마찬가지이다. 환자를 문진할 때마다 질문이 달라지는 건 아니다. 그리고 환자 노트 작성 및 환자 보고를 할 때도 질병마다 조금씩 차이가 있을 뿐 큰 틀에서는 비슷한 보고를 계속 반복하게 된다. 즉 병원 영어는 초반에 여러 상황에 대해서 머릿속에 표현만 입력해 놓으면, 반복 학습을 통해서 어느 정도 수준까지 끌어올리는 것이 충분히 가능하다는 것이다. 병원 영어를 공부하는 방법은 Chapter 3에서 다시 한번 다루겠다.

하지만 일상 영어는 조금 다르다. 병원보다 훨씬 다양한 상황을 접하게 되어 있고, 많은 이야기를 나눠야 하기에 공부해야 할 범위가 넓다. 익히는 데 걸리는 시간이 병원 영어보다는 길지만, 그렇다고 해서 익히지 못할 것은 아니다. 여기서 영어 공부 전체에 관한 내용을 모두 다룰 수는 없지만, 중요하다고 생각하는 영어의 팁을 잠깐 소개하고 넘어가려 한다.

2) 발음을 신경 쓰지 마라

우리나라식 영어를 가리켜 일명 '콩글리쉬'라고 말한다. 어떤 사람은 자기가 콩글리쉬를 쓰고 있다는 것에 부끄러움을 느낀다. 하지만 나는 굉장히 자연스러운 현상이라고 생각한다. 한국어 안에도 표준어, 경상도 사투리, 전라도 사투리, 제주도 사투리 등 다양한 형태의 한국어가 있다. 영어도 마찬가지로 지역에 따라 영국 영어, 호주 영어, 미국 영어 모두가 다르다.

우리가 가고자 하는 미국에서는 더욱더 다양한 형태의 영어를 만나볼 수 있다. 앞서 설명했듯이 미국은 melting pot이라고 불릴 만큼 다양한 사람들이 함께 살아가기 때문에, 영어도 그만큼 다양하다. 콩글리쉬는 자기의 문화적 배경을 나타내는 색깔이라고 생각할 수밖에 없다.

클럭십을 갔던 마이애미는 스페인어를 사용하는 사람들이 많은 지역이었고, 심지어 내가 갔던 병원은 쿠바인들이 많이 사는 곳의 지역 병원이었다. 클럭십 당시에 만났던 교수, 간호사, 학생 등 모두 스페인 억양이 강한 영어를 사용하고 있었지만 그 발음을 전혀 부끄러워하지 않고 당당하게 의사를 표현했다.

영어를 공부하는 데 있어서 중심이 되어야 하는 것은 발음이 아니라 나의 의사를 정확하게 전달하는 것이다. EBS의 한 프로그램에서 반기문 전 UN사무총장의 연설을 들려주고 한국인과 외국인의 반응을 살펴보았다. 대부분의 한국 사람은 그의 발음을 지적하며 영어를 못한다고 하였다. 하지만 외국인은 그의 높은 어휘 수준과 명확한 의사 전달을 칭찬하였다. 그들의 관점에서 영어를 잘한다는 것은 대화를 이끌어 가는 능력, 즉 의사 전달 능력이 뛰어나다는 것을 뜻한다. 유창함은 보너스 같은 것이다.

「비정상회담」이라는 프로그램을 보면, 다양한 나라에서 온 외국인이 한국어로 의사소통하는 신기한 장면을 목격하게 된다. 발음만 들으면 각국의 악센트가 모두 들어가 있어 한국어가 어색하다고 생각할 수도 있지만, 말하는 내용을 들어 보면 모두 쏙쏙 이해되는 우리나라 말이다. 외국인의 입장도 이와 같을 것으로 생각한다. 그들도 발음보다는 우리가 말하는 내용에 귀를 기울일 것이다. 그러니 우리의 자랑스러운 '콩글리쉬'를 부끄러워하지 말고 마음껏 쓰기를 바란다.

3) 천천히 말하라 - Speaking

알고 있는 외국인 중 인상이 깊었던 사람이 한 명 있다. 대학에 들어간 뒤, 학원에 다니면서 알게 된 영어 선생님이었다. 그녀는 말을 굉장히 천천히 하는 편이었는데, 하루는 그 이유가 궁금해서 질문을 했었다. 그녀는 "나는 내 생각을 머리에서 정리하면서 이야기하려고 노력해. 그래서 말이 조금 느리긴 한데, 나의 의사를 정확하게 표현할 수 있어."라고 대답해 주었다.

영어에 부담감을 느끼는 사람들은 무엇보다 먼저 말을 뱉으려고 한다. 또한 대화의 공백을 메꾸기 위해 "You know, Umm, Yeah." 같은 의미 없는 말들도 많이 사용한다. 우리나라로 따지면 "이제, 그러니까, 음." 같은 말들을 반복하는 것과 마찬가지이다. 필자도 고치려고 노력하는 잘못된 습관이다.

대화 중에 생기는 공백은 괜찮다. 애써 메꾸려고 할 필요가 없다. 내가 만났던 영어 선생님과 같이 머릿속에서 정리하며 말하는 습관을 익혔으면 좋겠다. 쉽게 틀리는 She/He, 문법적인 오류 그리고 상황에 맞는 적절한 단어인지 등을 천천히 생각하면서 말해보자. 처음에는 말이 매우 느려질 수 있다. 하지만 이 또한 반복하다 보면 자연스럽게 나의 습관이 될 것이다. 또한 나의 의사 표현 능력을 한층 더 올려줄 것이다.

4) 다시 한번 물어보라 - Listening

우리나라 사람들은 무엇인가를 이해하지 못했을 때 다시 물어보기 미안하거나 혹은 알아듣지 못했다는 것이 부끄러워 알아들은 척하고 넘어가는 경향이 있는 것 같다. 이것도 잘못된 습관이다. 특히 병원에서는 반드시 버려야 하는 습관이다. 알아들은 척하고 넘어갔다가 환자가 잘못되는 사고가 발생할 수도 있기 때문이다.

반대로 한번 생각해 보자. 한국에 온 외국인이 한국어를 잘 이해하지 못할 때 우리는 손짓과 발짓을 사용하거나, 다시 한번 천천히 말하면서 그들을 도우려고 한다. 그들에게 분노나 짜증의 감정을 표출하지는 않는다.

우리가 미국에서 생활해도 이와 마찬가지이다. 그들도 똑같은 사람이다. 이때까지 미국 병원에서 만나왔던 의사와 환자 대부분은 내가 대화를 이해하지 못하고 다시 물어보아도 화내거나 짜증 내지 않았다. 기꺼이 시간을 들여서 다시 설명해 주고 나를 이해시키려 노력해 주었다.

의사라는 직업이 주는 전문성 때문에 이런 일이 더 쉽게 일어날 수 있다고 생각한다. 환자에게 신뢰감을 줄 수 있어야 하기 때문이다. 커뮤니케이션도 원활하지 않은 사람이 나를 문진하고 케어한다면 신뢰감이 깎이지 않을까 생각할지도 모른다. 하지만 앞서 말했듯이 실수하는 것보다는 훨씬 낫다. 오히려 이런 모습이 나의 신뢰도를 올리는 행위가 될 수 있다. 정확하게 짚고 넘어가려는 인상을 줄 수 있기 때문이다. 그러니 서투른 것을 인정하고 다시 한번 물어보는 습관을 들이면 좋겠다.

Chapter 2

USMLE 시험

1. 미국 의사가 되는 과정 Overview

(1) USMLE 시험

USMLE 시험은 크게 3단계로 나눈다. Step 1, 2, 3가 그 세 가지이다.

(2) USMLE Step 0

사실 USMLE Step 0라는 시험은 없다. 그러나 USMLE 시험을 등록하는 것이 길고 힘든 과정이기 때문에, 한국에서는 Step 0라고 부르기도 한다. 시험을 등록하기 전에 해야 할 것들이 꽤 많다. 이 과정이 최소한 한두 달 정도 걸리기 때문에 시험을 치르기 6개월 전에 시작하는 것을 추천한다.

(3) USMLE Step 1

USMLE Step 1 시험은 기초의학 지식을 묻는다. 학교마다 조금씩 다르 겠지만, 우리나라 의대생의 경우 보통 본과 1학년 때 배우는 지식이다. 해 부학, 생리학, 병리학, 약학 등등이 포함된다. 이 시험은 보통 미국 의학전문대학원 학생들이 2학년까지의 과정을 끝내고 치는 시험이다.

(4) USMLE Step 2

USMLE Step 2 시험은 임상 의학 지식을 물어보는 시험이다. 우리나라의 국시와 같다고 생각하면 된다. 원래는 Step 2 CK 필기와 Step 2 CS 실기로 나누어져 있었다. 실기는 우리나라의 CPX 시험과 흡사하지만, 코로나 사태로 인해 결국 폐지되었다. 지금은 필기 과정만 남은 상태이다.

(5) OEToccupational English test

USMLE Step 2 CS가 코로나 때문에 중지된 이후에, 대체 용도로 사용되고 있는 시험이다. 미국이 아닌 지역에서도 치를 수 있는 시험으로, TOEFL의 의사 버전이라고 생각하면 된다. 하지만 2023년 매치에서는 또 다른 시험으로 바뀔 수 있다.

(6) USMLE Step 3

USMLE Step 3 시험은 Step 2 CK와 마찬가지로 임상 의학 지식을 물어보는 시험이다. Step 2와 다른 점은 CCS라는 새로운 형태의 시험 문제가 나오며, 통계적 지식을 물어보는 문제의 비중이 높다는 점이다.

(7) USCEUnited States clinical experience

미국에서 쌓는 임상 경험을 이야기한다. 의대생 때 할 수 있는 클럭십과 의대생이 아니어도 할 수 있는 옵저버십observership으로 나뉘게 된다.

(8) LORletter of recommendation

말 그대로 추천서이다. 우리나라와는 다르게 미국은 추천서 제도가 강력한 나라이다. USCE를 통해서 attending 교수에게 받을 수 있는 것으로, 강한 추천서strong letter를 받게 되면 매칭하는 데 큰 도움이 된다.

(9) PSpersonal statement

자기소개서로 간략하게 1페이지 정도 작성한다. 자기소개서는 이력서가 아니다. 많은 지원자가 실수하는 부분이 바로 여기인데, 자기소개서에 내가 어떤 경험을 했는지 이력서처럼 나열하는 글을 쓰는 것이다. 자기소개서는 짧은 드라마나 영화 같은 글로, 지원자가 특정 과에 왜 지원하는지 보여 주는 글이어야 한다.

(10) CVcurriculum vitae

우리 말로 하면 이력서이다. CV는 경험했던 것 중에 자신을 발전시킨 것들을 쓰면 된다. 의학과 관련된다고 생각하는 부분은 무엇이든 상관없다. 주로 education, work experience, publication, volunteer work 등을 쓴다. Resume과 다르게 CV는 단순 경험만 쓰는 것이 아니라 경험에서 어떤 것을 느꼈는지도 함께 쓸 수 있다. 분량이 정해져 있지 않은 부분이 PS와의 차이점이다.

2. USMLE Step 0 – 시험 접수가 이렇게 어려워?

Step 0는 미국의 ECFMG라는 기관에서 외국 학생들의 학적을 확인하는 과정이다. 우리나라에서도 국가고시를 치를 때 각 학교의 행정실에서 학적을 확인하듯 ECFMG도 비슷한 역할을 담당한다.

미국에서 필요로 하는 의사의 4분의 1에 달하는 자리가 미국 외부의 의사로 채워진다. 이는 실로 어마어마한 숫자이다. 만약 이러한 과정이 없다면 의대에 다니지 않은 사람들도 시험을 치를 수 있게 된다. 그렇게 되면 미국 의료의 질은 엄청나게 낮아질 것이고 사회적 문제를 일으킬 수도 있으므로, 미국 입장에서는 필수적인 과정이다. 하지만 시험을 등록하는 입장에서는 복잡하고 시간이 오래 걸리는 일이기에, 등록 자체가 하나의 시험처럼 여겨진다. 그래서 Step 0라는 말까지 붙어버렸다.

Step 0의 과정은 크게 4가지로 나눠진다. 1) ECFMG ID 신청, 2) ECFMG Certification Application, 3) Form 186 공증, 4) Prometric에서 시험 날짜 예약 과정이다. 이제부터 이 과정을 자세하게 알아보자.

1) ECFMG ID 생성

다음은 USMLE 시험을 치르면서 가장 많이 들락날락하게 될 사이트의 모습이다. 웹주소 'ecfmg.org'로 들어가면, 2024년 7월을 기준으로 이런 화면을 볼 수 있다.

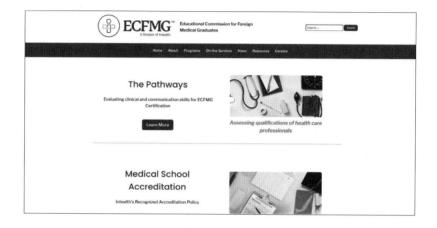

스크롤을 내려 Online Services 아래의 IWA 버튼을 클릭한다.

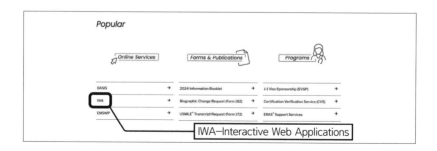

'If you have never been issued a USMLE/ECFMG Identification Number and want to request one, click **here**.'를 클릭하고 자신에게 맞는 정보를 클릭 및 입력하면 아이디를 받을 수 있다.

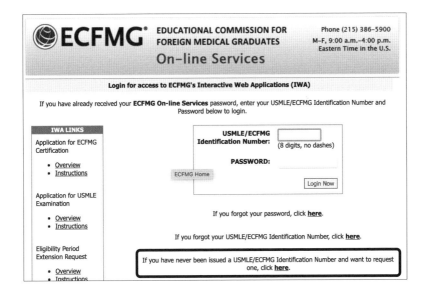

UPDATED AUGUST 2021

Before you begin the process to obtain a USMLE/ECFMG Identification Number, read the instructions and information below. Follow the instructions carefully. The information you provide to obtain a USMLE/ECFMG Identification Number will become a part of your permanent ECFMG record. Do not submit incomplete or inaccurate information.

Make sure you have your current, unexpired passport on hand.

Instructions on Providing Your Name

During the process to obtain a USMLE/ECFMG Identification Number, you will be asked to provide certain biographic information, including your name. **You must enter your name exactly as it appears on your current, unexpired passport.** Do not attempt to expedite the process of obtaining a USMLE/ECFMG Identification Number by submitting a partial or abbreviated name. The name you provide will become part of your permanent ECFMG record and must match exactly the name in your passport.

- **Be careful that you enter your name in the appropriate fields.** Your surname(s)/family name(s) must be entered in the "Last Name" field. Your first and middle names/initials must be entered in the "Rest of Name" field.

- If your name on your passport consists of one name only, you must enter this name in the "Last Name" field. Do not enter any characters in the "Rest of Name" field. Your USMLE/ECFMG Identification Number will be issued only after ECFMG verifies that you only bear one official name. You will receive instructions by e-mail on how to verify that you only have one name.

- If your surname (family name) consists of more than one name, enter each of the names in the "Last Name" field.

- Enter your first name in the "Rest of Name" field. Do not enter an initial only for your first name unless it exactly matches what is on your official form of identification, such as your passport. If your name includes a middle name or middle initial; enter the middle name/initial in the "Rest of Name" field.

- If your name on your passport includes a generational suffix, select the appropriate suffix from the drop down list.

  ○ A generational suffix is an element of a name used to identify the person by generation, such as "Junior", "Senior", or "III". **Mr., Ms., Dr. are not generational suffices and must not be entered.** If your name includes a generational suffix, select the appropriate generational suffix from the drop down list.

- **Spell your name correctly.**
  It is your responsibility to ensure the proper spelling of the name in your ECFMG record. Review the spelling of your name carefully to ensure that it exactly matches your name as it appears on your passport before you click "Submit" at the end of the process.

- **Use proper capitalization when entering your name.**
  This means you must capitalize letters in your name as it should be written. **Do not** use all capital or all lowercase letters.

- **Use Latin characters only.**
  This means you must use only the 26 Latin characters of the English alphabet. ECFMG will not accept any non-Latin characters even though your personal computer may allow you to enter other characters.

- **Use of hyphens in names**
  If your name on your passport includes hyphens between any of the surnames (family names) you enter in the "Last Name" field or any of the given names you enter in the "Rest of Name" field, ensure that you enter them appropriately.

- **Spaces between names**
  If your name on your passport includes spaces between any of the surnames (family names) you enter in the "Last Name" field or any of the given names you enter in the "Rest of Name" field, you must ensure that you properly indicate the location of the spaces.

Instructions on Providing Contact Information

During the process to obtain a USMLE/ECFMG Identification Number, you will be asked to provide certain contact information, including your address of residence. You are required to provide a full and complete address for your residence. ECFMG will use your address of residence as your mailing address. The three lines for street address and the line for city (if applicable) are case-sensitive. You should use proper capitalization when entering your address. This means you must capitalize letters of the words in the address as it should be written. Do not use all capital or all lower case letters.

U.S. law currently restricts interactions between U.S. organizations and entities in certain countries/regions, including Crimea, North Korea, and Syria.

If you ordinarily reside in North Korea, you cannot continue with this request.

If you ordinarily reside in Crimea or Syria, you may not take USMLE since the exam sponsors do not currently have authorization to administer USMLE to persons ordinarily resident in these countries/regions.

Information on Irregular Behavior

The information you provide to obtain a USMLE/ECFMG Identification Number will become a part of your permanent ECFMG record. Do not attempt to expedite the process by submitting incomplete or inaccurate information. Falsification of information on applications, submissions, or other materials to ECFMG may result in a determination of irregular behavior. ECFMG may report a determination of irregular behavior to the USMLE Committee for Individualized Review, Federation of State Medical Boards of the United States, U.S. state and international medical licensing authorities, graduate medical education programs, and to any other organization or individual who, in the judgment of ECFMG, has a legitimate interest in such information. Applicants should review and be familiar with the *Policies and Procedures Regarding Irregular Behavior*.

Processing Information

If ECFMG determines that the information you have provided is sufficient to assign a USMLE/ECFMG Identification Number, the number assigned to you will be sent to the e-mail address you provide during this request process.

Allow approximately 5 business days for ECFMG to process your request for a USMLE/ECFMG Identification Number. If you requested a USMLE/ECFMG Identification Number within the last 5 business days, do not submit another request. Duplicate requests for USMLE/ECFMG Identification Numbers will delay the processing of your request.

If ECFMG determines that the biographic information you enter is inaccurate, not complete or insufficient to assign a USMLE/ECFMG Identification Number to you, your request for the USMLE/ECFMG Identification Number will not be processed. You will **NOT** be notified. After a waiting period of a minimum of five business days, you will need to apply again to obtain a USMLE/ECFMG Identification Number.

If you are completing the authentication process because you already have a USMLE/ECFMG Identification Number but forgot it, the number assigned to you will be sent to your e-mail address of record.

☐ **By checking this box, I confirm that I have read the above information and instructions.**

Privacy Notice

Information regarding how ECFMG may collect, use, and disclose your personal information in connection with the programs and services offered by ECFMG is set forth in ECFMG's Privacy Notice and is available on the ECFMG website at https://www.ecfmg.org/annc/privacy.html.

☐ **By checking this box, I certify that I have read and understood the ECFMG Privacy Notice and consent to the collection and use of my personal information in the matter described therein.**

Next

ECFMG ON-LINE AUTHENTICATION PROCESS

Refer to the Instructions below.

If you do not answer accurately, this may result in a finding of irregular behavior. See *Policies and Procedures Regarding Irregular Behavior*.

INSTRUCTIONS

If you have previously submitted an Application for ECFMG Certification and/or an application for examination to ECFMG, you must answer "Yes" to this question. You must answer "Yes" even if you submitted an application under a different name or you did not take the exam for which you applied. You must answer "Yes" regardless of whether you submitted an Interactive Web Application (IWA) or a paper application.

If you have never submitted an Application for ECFMG Certification or an application for examination to ECFMG, answer "No".

Have you ever submitted an Application for ECFMG Certification and/or an application for examination to ECFMG?

Choose one of the following:

○ Yes, I have previously submitted an Application for ECFMG Certification and/or an application for examination to ECFMG, even if I did not take the examination.

○ No, I have never submitted an Application for ECFMG Certification or an application for examination to ECFMG.

Next

'Birth Country'에서 South Korea를 선택한다.

ECFMG ON-LINE AUTHENTICATION PROCESS

Follow the instructions carefully to ensure proper completion of the information required to obtain a USMLE/ECFMG Identification Number. If ECFMG determines that the biographic information you enter is inaccurate, not complete or insufficient to assign a USMLE/ECFMG Identification Number to you, your request for the USMLE/ECFMG Identification Number will **not** be processed. Click here return to the instructions. If errors persist, please contact ECFMG Applicant Information Services at (215) 386-5900 or info@ecfmg.org for assistance.

(* Denotes required field. You must provide the information requested.)

Your Biographic Information

* Last Name:
(Surname/Family Name)

Rest of Name:
(First Name/Middle Name)

Generational Suffix:
(If applicable)

* Date of Birth:
Day   Month   Year

* Birth Country: Select a Country

* Gender: ○ Male   ○ Female

If you were previously enrolled in medical school in the United States or Canada, you most likely have already been assigned a USMLE ID, even if you never applied for or took an exam while enrolled in the U.S. or Canadian medical school.

'Medical School Country'에서 South Korea를 선택한 뒤 Select 버튼을 누르면 한국의 의대 리스트가 나온다.

Your Current/Degree Medical School

Highlight the country where your medical school is located and click the "Select" button to view a list of medical schools in that country. Please wait for the medical school list to load; it may take a few seconds.

Medical School Country: [Select a Country ▼] [Select]

Select the medical school from which you graduated, or expect to graduate. The address of the medical school you select will appear below. If you are a student enrolled in, or a graduate of, a medical school located in the United States or Canada and you wish to register for the USMLE, please visit the National Board of Medical Examiners website at http://www.nbme.org.

If your medical school name does not appear in the list, click here.

* Medical School:

Medical School Address:

Your Contact Information

Your address of residence is required.

* Country of Residence: [Select Country ▼]

Note: Maximum of 40 characters per address line

* Street Address, Line 1:

Address, Line 2:

Address, Line 3:

An e-mail address is required to receive your USMLE/ECFMG Identification Number.

* E-mail Address:

* Verify E-mail Address:

Telephone Number: (Country Code - City / Area Code - Number)

☐ I certify that the information in this ECFMG On-Line Authentication Process is true and accurate and provided solely by me.

[Submit] [Cancel]

다음과 같은 화면에서 자신의 학교를 선택하면 된다. 나의 경우 건국 대학교를 나왔으므로 'Konkuk University College of Medicine'을 선택하였다.

Your Current/Degree Medical School

Highlight the country where your medical school is located and click the "Select" button to view a list of medical schools in that country. Please wait for the medical school list to load; it may take a few seconds.

Medical School Country: [SOUTH KOREA ▼] [Select]

Select the medical school from which you graduated, or expect to graduate. The address of the medical school you select will appear below. If you are a student enrolled in, or a graduate of, a medical school located in the United States or Canada and you wish to register for the USMLE, please visit the National Board of Medical Examiners website at http://www.nbme.org.

If your medical school name does not appear in the list, click here.

* Medical School:
Kangwon National University School of Medicine
Keimyung University College of Medicine
Konkuk University College of Medicine
Konyang University College of Medicine

Medical School Address: 268 Chungwondaero
Chungju-Shi, Chungchungbuk-Do 27478

마찬가지로 'Country of Residence'에서 South Korea를 선택하고, 자신의 주소를 영어로 적으면 된다.

Your Contact Information

Your address of residence is required.

* Country of Residence: [Select Country ▼]

Note: Maximum of 40 characters per address line

* Street Address, Line 1:

Address, Line 2:

Address, Line 3:

An e-mail address is required to receive your USMLE/ECFMG Identification Number.

* E-mail Address:

* Verify E-mail Address:

Telephone Number: _____ (Country Code - City / Area Code - Number)

☐ I certify that the information in this ECFMG On-Line Authentication Process is true and accurate and provided solely by me.

[Submit] [Cancel]

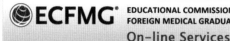

ECFMG® **EDUCATIONAL COMMISSION FOR FOREIGN MEDICAL GRADUATES**

Phone (215) 386-5900
M-F, 9:00 a.m.-5:00 p.m.
Eastern Time in the U.S.

On-line Services

Completion of the Authentication Process

ECFMG will perform a thorough search using the information provided and if a USMLE/ECFMG Identification Number already exists for you, your ID number will be sent to your e-mail address of record.

If a USMLE/ECFMG Identification Number does not already exist for you or the system is unable to identify you, your information will be submitted to ECFMG for processing. Please allow approximately 5 business days to process your request. Your USMLE/ECFMG Identification Number and a temporary password will be sent to the e-mail address ECFMG has on record for you.

If ECFMG determines that the biographic information you enter is inaccurate, not complete or insufficient to assign a USMLE/ECFMG Identification Number to you, your request for the Identification Number will not be processed.

If you have any questions, please contact ECFMG Applicant Information Services at (215)-386-5900 for assistance.

Click **here** to return to the ECFMG home page.

아이디가 나오는 데는 짧게는 1주일에서 길게는 2~3주까지 걸린다. 아이디를 만들 때 입력한 이메일로 아이디와 임시 비밀번호가 온다.

☆ **OnlineServices@ecfmg.org**
Your USMLE(r)/ECFMG(r) Identification Number is

이 아이디는 USMLE 시험을 마칠 때까지 쓰이는 번호이기 때문에 꼭 적어두고 기억해야 한다. 임시 비밀번호는 IWA 사이트에 접속하여서 본인이 사용하는 비밀번호로 바꿀 수 있다.

2) ECFMG Certification Application

IWA에 다시 접속하게 되면 다음과 같은 화면을 볼 수 있다.

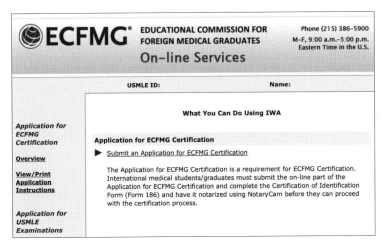

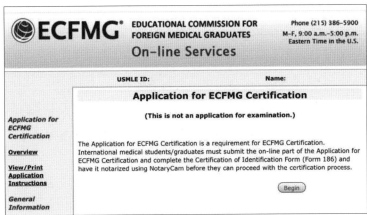

여기서는 학생의 정보를 확인하는 과정을 거친다. 이름, 생년월일, 성별, 이메일 주소, 학적 등을 위의 사진과 같이 확인한다. 꼭 **여권에 있는 정보와 일치**해야 한다.

이 certification에서 가장 많이 틀리는 과정은 자신의 학위를 적을 때이다. 처음 application을 접하는 사람은 학사나 석사 학위를 Bachelor's degree 혹은 Master's degree로 적을 것이다. 하지만 ECFMG에서 원하는 것은 한국말로 된 학위를 영어로 쓴 버전이다. 학교마다 학위가 다른데, 이는 'www.wdoms.org'에서 확인할 수 있다.

먼저 사이트에 접속해 'Search the World Directory'를 클릭한다.

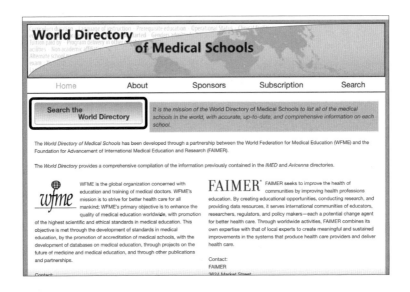

자신의 학교를 영어로 적는다. 필자는 건국대학교 출신이므로 konkuk 을 입력했다. 아래쪽 검색 결과를 클릭한다.

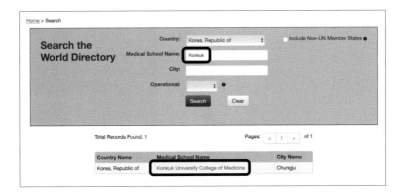

다음과 같은 모습을 볼 수 있을 것이다. 'Program Details'을 클릭한다. 그러면 학위를 알 수 있다. 건국대학교의 경우에는 'Euimoo-suksa'가 바른 학위 표기이다.

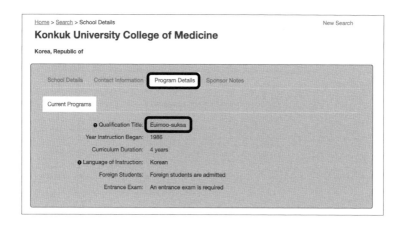

이렇게 모든 정보를 입력하고 나면 summary를 볼 수 있다. 화면 가장 하단에서 'Continue to Payment'를 클릭한 뒤 결제해 주면 application은 끝이 난다.

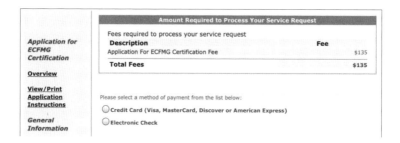

I hereby release ECFMG, its Board of Trustees, officers, directors, employees, committees, and the agents of each of them (collectively, "ECFMG") of and from any and all liabilities, complaints, claims, lawsuits, damages, demands, losses and expenses, arising out of or in connection with any action or omission by ECFMG in connection with this application, the application process, any investigation of my credentials and documents, any investigation or finding of irregular behavior, examinations taken by me through ECFMG (including the grading relating thereto), any failure or refusal to issue me any certification, the revocation of any certification, any demand for forfeiture or redelivery of such certificate, or any other related activities involving ECFMG (collectively, "Claims") whatsoever I may have, now and in the future, in consideration for the opportunity to apply through ECFMG for certification. I also hereby agree to indemnify and hold harmless ECFMG with respect to any and all Claims (including ECFMG's reasonable attorneys' fees). I understand that the decision as to whether I qualify for ECFMG Certification rests solely and exclusively with ECFMG and that ECFMG's decision-making authority is ongoing. I HAVE READ AND I UNDERSTAND THIS RELEASE OF LEGAL CLAIMS, WAIVER OF LIABILITY, INDEMNIFICATION, AND HOLD HARMLESS STATEMENT, AND I INTEND TO BE LEGALLY BOUND BY IT.

Confirm that I have read, understood, and agree to the Release of Legal Claims, Waiver of Liability, Indemnification, and Hold Harmless Statement as described above: Yes

Release of Information Authorization

I request and authorize every person, medical school, university, hospital, government agency, or other entity to release information to ECFMG bearing on the content of my application or any other document submitted to ECFMG including, but not limited to, records, diplomas, transcripts, and other documents concerning my identity, citizenship or immigration status, educational, academic or professional history and status, or enrollment.

I hereby authorize ECFMG to transmit any information in its possession, or that may otherwise become available to ECFMG, bearing on the content of my application or any other document submitted to ECFMG, including, but not limited to, records, diplomas, transcripts, and other documents concerning my identity, citizenship or immigration status, educational, academic or professional history and status, or enrollment, and determinations of irregular behavior, to any federal, state, or local governmental department or agency, to any hospital or to any other organization or individual who, in the judgment of ECFMG, has a legitimate interest in such information.

Confirm that I have read, understood, and agree to the Release of Information Authorization as described above: Yes

Privacy Notice

Information regarding how ECFMG may collect, use, and disclose my personal information in connection with the programs and services offered by ECFMG is set forth in ECFMG's Privacy Notice and is available on the ECFMG website at https://www.ecfmg.org/annc/privacy.html.

Certify that I have read, understood, and agree to the ECFMG Privacy Notice: Yes

Certification

Certify that the information in this Application for ECFMG Certification is true and accurate to the best of my knowledge **and** certify that I have read, understood, and agree to all of the above statements: Yes

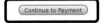

® Registered in the U.S. Patent and Trademark Office.
Copyright © 2001-2012, 2014-2018 Educational Commission for Foreign Medical Graduates. All rights reserved.
Terms | Privacy

Amount Required to Process Your Service Request	
Fees required to process your service request	
Description	**Fee**
Application For ECFMG Certification Fee	$135
Total Fees	**$135**

Please select a method of payment from the list below:

○ **Credit Card (Visa, MasterCard, Discover or American Express)**

○ **Electronic Check**

이제 Form 186을 다운받을 수 있다.

3) Form 186 공증

내가 ECFMG에 Form 186을 공증받을 때만 하더라도, 우리나라에 있는 공증인을 찾아가 공증을 받은 뒤에 우편으로 서류를 보내야만 했다. 만약 서류 처리가 잘못되었다면, ECFMG에서 rejection 메일을 보내는데, 어떤 부분이 잘못되었는지 알아내는 데만 해도 시간이 꽤 걸렸다. 그리고 찾아낸 부분을 수정해서 다시 서류를 보냈다.

이렇게 하다 보니 시간이 오래 걸리고 비용도 많이 들었다. 또한 외국인 학생들이 원하는 날짜에 시험을 치르기 굉장히 어려웠다. ECFMG에서도 이런 불편함을 개선하려고 했는지, NotaryCam이라는 프로그램을 사용하여 공증 과정을 간편화하였다.

공증 과정을 진행하기 전에 준비해야 할 것은 유효한(기간이 만료되지 않은) 여권의 jpeg 파일과 ECFMG에서 다운받은 Form 186이다. 여권은 인터뷰할 때도 필요하기에 스캔본과 함께 꼭 가지고 있도록 한다.

NotaryCam 과정에서 공증인과 함께 사인할 것이기 때문에 미리 사인하지 않도록 한다. 또한 Form 186을 프린트했다가 다시 스캔하지 말고 ECFMG에서 다운받은 그대로의 Form 186을 사용해야 한다.

공증 과정은 미국에 있는 공증인과 얼굴을 보면서 진행해야 하기 때문에 웹캠이 필요하다. 또한 공증 과정 중에 사진을 찍게 되니 단정한 옷을 입고 있는 것이 좋다. 상의만 정장 재킷을 준비하는 것도 나쁘지 않다.

'notarycam.com/ecfmg' 사이트에 들어가 보면 다음과 같은 화면을 볼 수 있다. 왼쪽에 있는 'CERTIFICATION 186 IDENTIFICATION FORM'을 클릭한다.

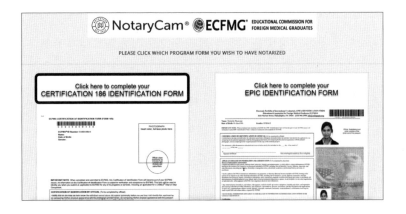

'Next'를 누르면 NotaryCam의 ID 생성을 위한 정보를 입력하게 된다.

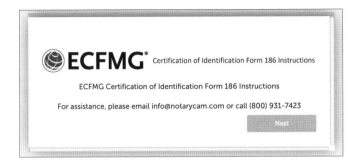

ECFMG ID를 만들 때와 마찬가지로 여권에 있는 정보와 일치하도록 적는다.

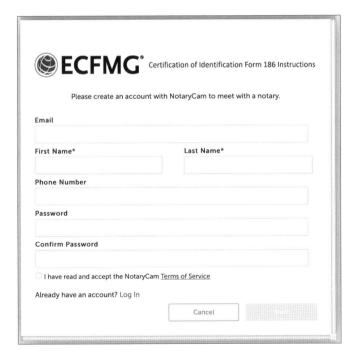

ID를 만들고 나면 다음과 같은 instruction이 나온다. 여기서 ECFMG 에서 다운받은 Form 186을 업로드한다.

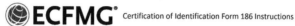

ECFMG Certification of Identification Form 186 Instructions

ECFMG Certification of Identification Form 186 Instructions

For assistance, please email info@notarycam.com or call (800) 931-7423

Overview

NotaryCam provides on-line access to professionally licensed and certified notaries that meet ECFMG's standards for certifying your Certification of Identification Form 186 as part of your Application for ECFMG Certification. Using NotaryCam eliminates the need for you to visit a notary in person and to mail your Form 186 to ECFMG.

To use NotaryCam, you will need the PDF file of your Form 186, your current, unexpired passport* as well as a color image of the required page(s) of your passport (saved as a JPEG file), and a computer with a webcam.

*Important Note

If the name, gender, and date of birth you submitted as part of your Application for ECFMG Certification do not match exactly the same information in your passport, you cannot use NotaryCam to complete Form 186. Please contact ECFMG's Applicant Information Services for more information.

Photograph

As part of your NotaryCam session, NotaryCam will capture a still photograph of you. This image will be placed by the notary onto Form 186 and provided to ECFMG for your permanent file. Please keep this in mind when scheduling and preparing for your NotaryCam session. Make sure you are sitting in a well-lit area and that you are presenting yourself in a professional manner.

If you do not see an e-mail from us PLEASE CHECK YOUR SPAM/JUNK Folder and mark us as NOT SPAM.

Be sure to complete the following steps:

Step 1

Download the PDF of Form 186 from the ECFMG's Interactive Web Application (IWA) and create a color image of the required page(s) of your passport (saved as a .JPEG file).

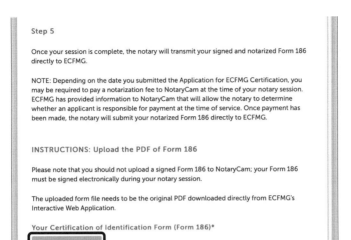

이 단계에서는 미리 스캔해 둔 여권 jpeg 파일을 업로드한다.

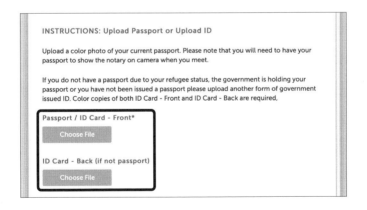

그러면 ECFMG ID를 입력하는 란이 나오는데, ECFMG 아이디를 입력하고 바로 아래의 동의한다는 내용에 체크한 뒤 'Next'를 눌러주면 된다.

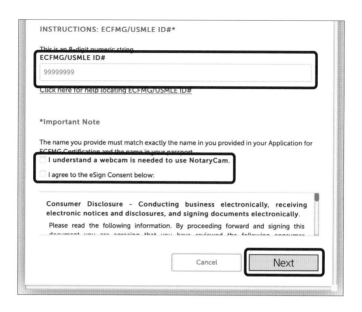

NotaryCam에 가입할 때 적었던 이메일로 확인 메일이 온다. 그 이후 서류가 확인되면 다시 한번 메일이 오는데, 이때 바로 답장하면 화상 채팅 링크를 전달받을 수 있다. 링크로 들어가면 인터뷰를 진행할 수 있는데, 혹여나 시간이 맞지 않는다면 이후에 시간 약속을 잡아서 인터뷰 세션을 진행하면 된다.

인터뷰 중에는 대상자의 신원 확인을 한다. 이름, 생년월일을 말하게 되고 Form 186에 붙일 사진을 찍게 된다. 그리고 Form 186에 서명하고, 작성한 사실에 대해서 거짓이 없다는 선서를 한다. 이후에는 공증인이 알아서 ECFMG에 공증된 Form 186을 보내는데, verification되는 데약 5~10일이 걸린다.

4) USMLE 시험 등록

이제 큰 산을 넘고 USMLE 시험을 신청할 수 있게 되었다. IWA에 다시 들어가 보면 다음과 같은 감동적인 모습을 볼 수 있다.

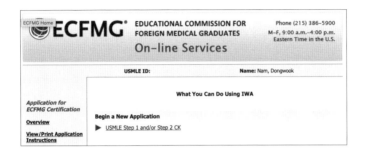

앞선 과정들을 모두 잘 마쳤다면 이제는 문제없이 시험 원서를 접수할 수 있다. 사이트를 천천히 읽어 보면서 자신의 정보를 입력해 나가길 바란다.

이 단계에서는 미국 의사 면허 소유 여부, 치르려고 하는 Step 선택, eligibility period 선택, 시험 지역, 장애 여부, 응시자 이름, 거주지 정보, 사회보장번호, 생년월일, 출생지, 성별, 모국어, 다른 언어 사용 여부, 국적/시민권 획득 여부, 여권 정보, 인종/민족, 현재의 직장/병원, 의대 졸업후 수련 여부, ECFMG reporter 구독 여부, 의대 재학 여부, 의대에 관한 정보, 클럭십 정보, 졸업생의 경우 diploma 제출 여부를 적게 된다.

이 중에서 중요한 단계인 eligibility period를 잠깐 살펴보고자 한다. Eligibility period는 다음과 같이 3개월 단위로 나뉘어 있다.

2022 Eligibility Periods

Before applying for an eligibility period in 2022, you must have read the ECFMG 2022 *Information Booklet* and the USMLE 2022 *Bulletin of Information*. If the processing of your application is not completed in time to assign the eligibility period you select, you will be assigned to the next available eligibility period, based on the date your application is processed. If the next eligibility period extends into 2023 and you test in 2023, you must become familiar with and will be subject to the policies and procedures detailed in the ECFMG 2023 *Information Booklet* and USMLE 2023 *Bulletin of Information*.

Eligibility Period

○ December 01, 2021 - February 28, 2022

○ January 01, 2022 - March 31, 2022

○ February 01, 2022 - April 30, 2022

○ March 01, 2022 - May 31, 2022

○ April 01, 2022 - June 30, 2022

○ May 01, 2022 - July 31, 2022

○ June 01, 2022 - August 31, 2022

○ July 01, 2022 - September 30, 2022

○ August 01, 2022 - October 31, 2022

○ September 01, 2022 - November 30, 2022

○ October 01, 2022 - December 31, 2022

If you do not see the eligibility period you want, you will need to wait until your desired eligibility period becomes available. New eligibility periods typically become available in the month of August each year.

자신의 시험 준비 정도를 생각해서 정하는 것이 중요하다. 왜냐하면 eligibility period의 연장은 한 번밖에 되지 않고, 이마저도 수수료를 내고 신청해야 하기 때문이다.

5) 졸업생 Diploma

졸업생의 경우에는 학위 복사본과 번역본을 제출해야 한다. 번역은 ECFMG에서 제시하는 회사에서 받으면 빠르고 정확하게 받을 수 있다. 학위 복사본과 번역본은 ECFMG에 이메일을 보내거나, MyECFMG 애

플리케이션을 통해서 업로드할 수 있다. 개인적으로 이메일을 통해서 보내는 것이 빨랐다. MyECFMG를 통해 업로드하기 위해서는 파일 크기와 형식을 맞춰야 한다.

먼저, ECFMG 아이디와 이메일을 입력하고 로그인한다.

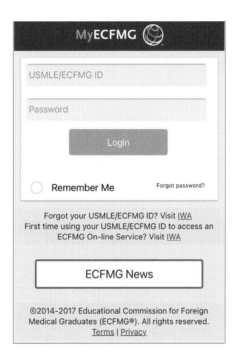

'Upload Credentials'에서 올릴 서류를 선택하고 업로드하면 된다.

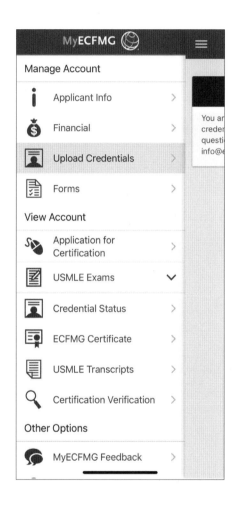

6) School Verification

Form 186이 확인되고 나면 마지막 확인 과정을 거치게 된다. 학교를 통해서 학생이 재학생 혹은 졸업생이 맞는지 확인하는 과정이다. 우리나라의 모든 의대는 ECFMG와 EMSWP를 통해서 연결되어 있다. 그래서 이 과정은 온라인으로 진행된다.

학생에게 따로 진행 상황에 대해 알려 주지 않기 때문에 Form 186이 확인되고 약 2~4주 이후에 학교 행정실로 문의해 봐야 한다. 보통 EMSWP에 등록된 학교 이메일로 메일이 도착하면 EMSWP에 로그인하여 간단한 과정을 거친 후 verification을 하게 된다. Verification이 되면 1~2주 뒤에 scheduling permit을 받게 된다. 이제는 시험장 예약만 남았다.

7) Prometric 시험장 예약

USMLE는 Prometric이라는 사이트를 통해서 예약하게 된다. Prometric은 USMLE만 담당하는 것이 아니라 약대나 그외 다양한 종류의 대학원 등의 시험을 담당하고 있다. 그래서 시험장 자체는 USMLE를 치르는 사람뿐만 아니라 다른 시험을 치르는 수험생도 오게 된다.

Prometric 사이트(prometric.com)에 들어가면 이런 화면을 볼 수 있다. 'TEST TAKERS'의 'Find My Exam'을 클릭한다.

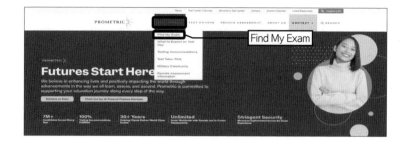

USMLE를 검색한다.

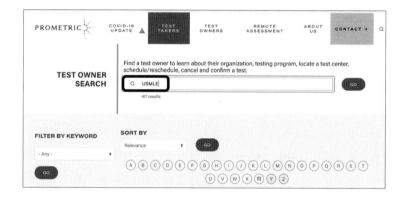

검색 결과에 나온 USMLE를 선택한다.

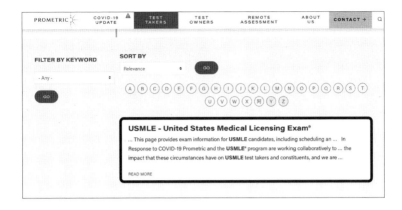

스크롤을 내려 'Schedule Your Exam'을 선택한다.

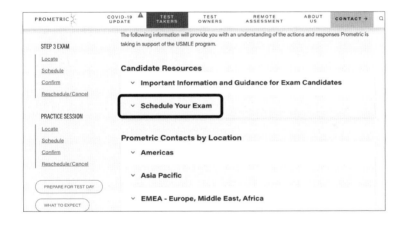

자기가 응시하는 Step을 선택한다.

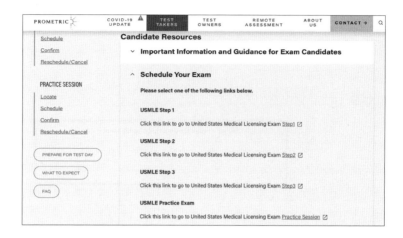

그러면 다음과 같은 화면을 볼 수 있다. 오른쪽 화살표를 클릭한다.

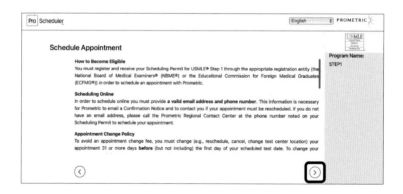

스크롤을 내려 다음과 똑같이 체크한 뒤 오른쪽 화살표를 한 번 더 클릭한다.

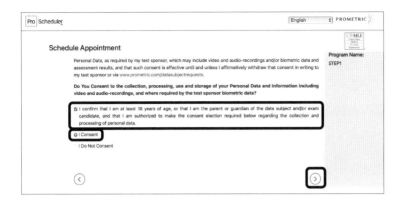

ECFMG로부터 메일로 받은 Scheduling Number를 입력하고, 자신의 성을 영어로 적는다.

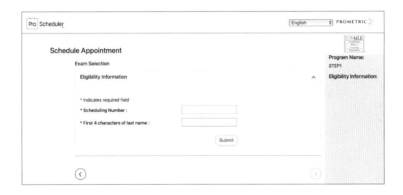

이후부터는 하나씩 자신의 정보를 입력하면 된다. 이로써 모든 Step 0 과정을 마쳤다. Form 186까지의 과정을 한 번만 만들어 놓으면 다른 Step 의 시험을 칠 때도 그 이후의 과정만 반복하면 된다.

Step 0의 모든 과정을 마치는 데까지 꽤 오랜 시간이 걸린다. 나의 경우

접수만 두 달 넘게 걸렸다. 지금은 Form 186 과정이 다소 간소화되어 이보다 빠르게 진행될지도 모르겠으나, 적어도 1~2달은 걸린다고 생각하고 미리 일을 진행해야 한다. USMLE를 치르고 미국에 가기로 마음먹었다면 Step 0를 최대한 이른 시일 내에 진행해야 한다.

접수를 마치고 나면 많은 에너지가 소모된다. 기다림의 연속이기 때문에 내가 하는 것이 맞는지 의심하게 되기도 한다. 그리고 이 과정에서 USMLE를 포기하는 사람도 생긴다. '내가 무슨 부귀영화를 누리겠다고 이런 걸 하고 있지?'라는 생각이 들 수 있다.

하지만 이 과정을 보고 나서 미리 겁먹지 않기를 바란다. 힘들지만 이 과정을 거쳐 간 많은 한국의 의사가 지금은 미국에서 만족하며 살고 있다. 그리고 이런 복잡한 과정은 다시 오지 않기 때문에 조금만 참고 견디길 바란다. 이제는 접수 과정을 잊고 공부만 하면 된다.

3. USMLE Step 1 Overview

앞서 설명했듯이 USMLE Step 1은 기초의학을 테스트하는 시험이다. 미국에서는 2년 동안 배우는 과정이지만, 한국에서는 대부분 1년 안에 끝나는 과정이다. 본과 1학년 때 배운 모든 과목이 나오는 시험이라고 생각하면 된다. 우리나라의 기초 종합 평가와 평가 과목은 비슷하지만 문제의 난이도는 훨씬 높다.

USMLE 공식 홈페이지에 가서 자료를 찾아보면 다음과 같이 장기 시스템별 문제 구성 비율이 나와 있다.

System	Range, %
General Principles	12~16
Blood & Lymphoreticular/Immune Systems	7~11
Behavioral Health & Nervous Systems/Special Senses	9~13
Musculoskeletal, Skin & Subcutaneous Tissue	6~10
Cardiovascular System	5~9
Respiratory & Renal/Urinary Systems	9~13
Gastrointestinal System	5~9
Reproductive & Endocrine Systems	9~13
Multisystem Processes & Disorders	6~10
Biostatistics & Epidemiology/Population Health	4~6
Social Sciences: Communication and Interpersonal Skills	6~9

그리고 Step 1이 평가하고자 하는 능력은 당연히 기초과학foundational science concepts이다. 문제의 60~70%를 차지하고 있다.

Competency	Range, %
Medical Knowledge: Applying Foundational Science Concepts	60~70
Patient Care: Diagnosis	20~25
History/Physical Examination	
Diagnosis	
Communication and Interpersonal Skills	6~9
Practice—based Learning & Improvement	4~6

과목별로 살펴보면 병리학, 생리학 그리고 약학이 약 80%를 차지한다.

System	Range, %
Pathology	44~52
Physiology	25~35
Pharmacology	15~22
Biochemistry & Nutrition	14~24
Microbiology	10~15
Immunology	6~11
Gross Anatomy & Embryology	11~15
Histology & Cell Biology	8~13
Behavioral Sciences	8~13
Genetics	5~9

USMLE Step 1은 총 280문제를 8시간 이내에 풀어야 하므로, 아침에 시험을 치러 가면 오후 4~5시가 되어야 끝나게 된다. 1세트 40문제를 푸는 데 1시간이 주어지고 총 7세트를 치른다. 쉬는 시간은 총 1시간이고 자율적으로 나누어 사용할 수 있다. 예를 들어서 1세트를 풀고 매번 쉬어야 하는 사람의 경우에는 5분씩 쉬는 시간을 사용하고, 남은 30분을 점심시간으로 사용할 수 있다.

개인적으로는 2세트 풀고 10분 쉬고, 또 2세트를 푼 다음에 점심시간을 가졌다. 그리고 후에 남은 세트는 1세트마다 쉬는 시간을 가졌다. 시험을 시작할 때는 체력이 충분하므로 두 세트씩 풀었고, 점심을 먹고 나서는 피곤함이 몰려와 도저히 2세트씩 풀 수 없었기 때문이다. 개인의 상황에 맞춰서 쉬는 시간을 조절하면 된다.

만약 자기 나라에 시험장이 없다면 직접 미국에 가서 시험을 쳐야 한다. 하지만 한국에는 USMLE를 치를 수 있는 시험장이 있어 시험에 도전하기 쉽다. 위치는 2022년 기준 서울특별시 용산구 한남대로 20길 47-6으로 한강진 역 근처에 있다. Step 2 CK도 같은 장소에서 치른다.

1) Pass or Fail로 바뀐 Step 1

2022년 1월 26일부터 Step 1의 점수제가 Pass or FailP/F 제도로 바뀌게 되었다. Step 1은 P/F 이전까지 USMLE의 가장 큰 장벽이었다.

시험 등록을 위해 Step 0를 함께 준비하면서 Step 1을 공부해야 하므로 공부 이외의 스트레스가 많았다. 그리고 만약 USMLE를 학생 때 준비하기 시작한다면 학교 공부를 따라가기에도 벅차서 Step 1에 힘을 쏟을 수 없었다. 공부 시간이 짧다 보니 고득점을 받을 확률도 떨어지게 된다. 그래서 자연스럽게 시험 스케줄을 뒤로 미룰 수밖에 없었다. 시험을 미뤘더니 본과 1학년 때 배웠던 기초의학을 모두 까먹는 일이 허다했다.

과거에는 이런 악순환의 굴레가 USMLE 포기로 이어졌다. Step 1은 미국 의사가 되는 과정에서 가장 골치 아픈 존재였다. 하지만 이런 문제가 한꺼번에 해결되는 일이 P/F로의 변화라고 생각한다. 패스pass만 하면 되는 시험이니까 고득점을 받을 필요도 없어졌다.

2024년 7월 기준 커트라인은 196점으로 그다지 높지 않아 통과 자체는 어렵지 않게 되었다. 이렇게 바뀌니 학생일 때 공부하는 것도 훨씬 수월해졌다. 고득점을 받을 필요가 없으니 본과 수업과 병행하는 것도 충분히 가능하다. 또한 기초를 잊어버린 의대생 혹은 졸업생도 패스만 하면 되기 때문에 USMLE에 접근하는 것이 더 편해졌다.

일전에 AAMC는 Step 1 시험의 P/F로의 변화가 외국 의사의 유입을 늘려 미국의 의사 부족을 채우기 위함이라고 발표했다. 일부 사람들은 Step 1 점수가 사라짐에 따라서 외국 의사들의 매칭이 더 어려워질 거라고 말하기도 한다. 하지만 아직 시행 후 매칭까지 진행되지 않아 이런 변화가 어떤 영향을 미치는지 알 수 없다. 적어도 2~3년 정도 데이터가 쌓여야 알 수 있을 것이다.

하지만 전체적인 과정을 봤을 때 USMLE에 접근하는 것이 훨씬 더 쉬워져 지원자 자체는 늘어날 것으로 예상한다. USMLE 관련 정보를 공유하는 채팅방이나, 커뮤니티, 관련 정보를 업로드하는 블로그 등을 통해서 볼 때 최근 한국에서도 지원자 숫자가 늘어나는 추세인 건 확실하다.

P/F 이전의 USMLE Step 1 점수는 매칭에서 가장 중요하게 여겨졌다. 매칭을 판가름한다는 이야기가 있을 정도이다. 하지만 점수가 없어진 지금으로써는 중요도가 확 떨어질 것으로 예상한다.

지금은 중지된 시험인 Step 2 CS가 P/F 시험이었는데, 여기서는 패스 여부만이 중요했다. Step 1이 그 정도의 위상으로 바뀌리라 생각한다. 그러나 공부를 소홀히 해서는 안 된다. 만에 하나 패스를 받지 못한다면 매칭에 커다란 악영향을 미칠 것이다.

2) 미국 학생은 어떤 교재로 Step 1을 공부할까?

미국 학생은 크게 네 가지 교재 및 강의를 사용한다. 줄여서 UFAPS라고 불린다. First Aid, UWorld, Pathoma, Sketchy를 줄인 말이다. 실제 의대에서 사용하는 교과서는 더 다양하고 이것 외의 교재를 사용하는 학생도 있지만, 기본적으로 이 네 가지만 알고 있어도 충분하다. 이를 정리해 보면 다음과 같다.

	분류	중요도 (2022년 이전)	중요도 (2022년 이후)
First Aid	개념서	**필수**	**필수**
UWorld	문제은행	**필수**	**필수**
Amboss	문제은행	보조	보조
Pathoma	동영상 강의	**필수**	**보조**
Sketchy micro	동영상 강의	**필수**	**보조**
Boards & Beyond	동영상 강의	보조	보조
NBME test	모의고사	**필수**	**보조**

(1) First Aid

First AidFA는 대표적이고 필수적인 개념서이다. 시험에 자주 나오는 개념들을 짤막하게 정리해 놓았는데, 이 짤막한 것들이 자세하게 외워야 할 대상이다. 『해리슨 내과학』 같은 교과서의 문장 하나하나가 연구 논문의 결과이듯, FA도 단어 하나하나 문제로 나올 수 있다는 것을 인지해야 한다.

처음 FA를 마주하게 되면 600페이지가 넘는 양과 빡빡하게 들어찬 내용에 압도당하게 된다. 'USMLE 포기할까?'라는 생각을 처음 하게 되는 것이 FA와의 만남이라고도 할 수 있다. 하지만 책을 처음 읽을 때는 어려웠던 내용이 반복해서 읽다 보면 쉬워지는 경험을 다들 해봤을 것이다. FA 또한 마찬가지이다.

반복해서 읽게 되면 내용이 이해된다. 하지만 처음에는 너무 방대한 양이라 혼자 해내기에 버거운 느낌이 드는 건 사실이다. 그래서 첫 시도를 도와주는 강의들이 많이 있다. 그중에 가장 대표적인 것이 Boards and BeyondB&B이다. 미국 학생들의 기본인 UFAPS에 포함되지는 않지만, 크게 본다면 FA 공부를 도와주기 때문에 간접적으로 포함된다.

약 450개 정도의 동영상이 업로드되어 있고 모두 듣는 데 걸리는 시간은 약 120시간 정도이다. 강의 없이도 충분히 책을 볼 수 있다면 듣지 않아도 된다. 하지만 중요한 부분을 짚어 주고 쉽게 이해하고 암기할 수 있도록 도와주므로, 시작이 막막하다면 들어 보는 것을 추천한다. 그래서 B&B의 중요도를 보조로 적어두었다.

FA는 중요하지 않은 부분이 없다고 생각하고, 여러 번 반복하여 책의 모든 내용을 외운다는 생각으로 공부해야 한다. UWorld 문제를 풀다가 "도대체 이건 어디 나와 있는 거야?" 하며 찾아보면 FA에 있는 경우가 대다수이다. '이건 외우지 않아도 되겠지?'라는 생각은 버리는 것이 좋다. 특히 대부분의 문제가 나오는 3Pphysiology, pathology, pharmacology 쪽은 더 신경 써서 봐야 한다.

캔자스에 클럭십을 갔을 때 USMLE 관련 상담 창구가 있어 한 번 이용해 보았다. 상담해 주었던 담당자는 수천 명의 학생을 상담한 이력이 있다고 했는데, 그때마다 USMLE Step 1은 3P 시험이라고 이야기할 정도로 중요하다고 말했다.

틈틈이 FA의 마지막 즈음에 나오는 rapid review도 공부해 두는 것이 좋다. USMLE 시험은 시간이 굉장히 촉박한데, 질문에 순간적으로 답을 떠올릴 수 있는 방법 중 하나가 rapid review를 보는 것이다. 시험 직전에 한번 쭉 훑고 가면 꽤 많은 도움을 받을 수 있다.

(2) UWorld & Amboss

UWorldUW는 문제은행이다. 기출 문제집이 모든 시험의 가장 중요한 요소이듯이, UW 또한 USMLE에서 빼놓을 수 없는 부분이다. 문제가 총 3천 개를 넘기 때문에 푸는 시간도 오래 걸리고, 복습하는 시간도 오래 걸린다. 하지만 UW에 있는 문제 하나하나를 빼먹지 않고 소중하게 다뤄야 한다.

처음 문제를 풀 때는 주제별로 풀면서 FA와 병행하며 개념을 익히는 것이 좋다. 첫 번째로 풀 때는 오답이 많은 게 당연하며, 이와는 상관없이 그 안에 숨어있는 내용, 정답, 오답의 이유를 공부하는 것이 중요하다.

리셋 기능을 이용하여 두 번째로 풀 때는 실제 시험을 치듯 시간을 재면서 주제를 섞어서 풀어보는 것이 좋다. 두 번째는 최대한 정답률을 높여야 하며, 그래도 틀리는 문제들은 'Mark' 기능을 통해서 체크해 두었다가 다시 풀어 보아야 한다. 또한 문제 속 개념을 완벽하게 이해하도록 해야 한다.

UW가 중요한 또 다른 이유는 UW의 인터페이스가 실제 시험과 흡사하기 때문이다. UW를 풀면서 하이라이트를 하는 것, lab을 보는 것, 문제 mark를 해놓는 것 등등을 익혀서 시험을 보게 되면 인터페이스가 익숙지 않아 손해 보는 일은 없을 것이다.

UW의 중요함은 모의고사로도 나타난다. 결제 기간을 6개월 이상 선택하면 UWSA라는 모의고사 두 개가 문제은행에 추가된다. 실제 시험과 비슷한 비율로 나온다고 알려져 있으며, 모의고사 점수로 시험 점수를 예측해 볼 수도 있어서 중요하다. 시험 치기 몇 주 전에 모의고사를 쳐 보고, 원하는 점수가 나오지 않았을 때는 시험을 연기해야 한다.

다른 모의고사는 NBME가 있다. 예전에는 더 많은 수의 시험이 있었지만, 새로운 버전이 업데이트되어 지금은 여섯 개의 시험이 있다. 2020년 초반 새로운 문제들이 업데이트된 당시에는 표본이 많지 않아 시험 예측도가 떨어진다는 말이 있었다. 하지만 지금은 데이터가 쌓여 어느 정도 예측 점수가 맞아 들어간다고 한다.

Amboss는 UW에 이어서 추가로 풀 수 있는 문제은행이다. 앞서 말했던, USMLE와 관련된 상담을 받았을 때 들은 바로는, USMLE Step 1에 관한 연구 결과를 보니 문제를 많이 푼 사람일수록 점수가 높게 나왔다고 한다. 즉 UW 문제만 푼 것보다 다른 문제를 더 풀어 보는 것이 더 높은 점수를 받는 방법이라는 말이다.

또한 UW 외에도 문제은행은 여러 가지가 있는데, 그중에 유명한 것이 Kaplan과 Amboss이라고 한다. 다만 Kaplan의 경우에는 지엽적枝葉的인 개념을 물어보기 때문에 추천하지 않고, Amboss를 추천한다고 했다. UW를 지겹게 보고도 시험까지 시간이 남아 있는 사람에게 Amboss를 추천한다.

(3) Pathoma

Pathoma는 병리학 강의이다. 병리학은 말 그대로 병의 원리이다. 이 강의는 기본적으로 원리를 잘 이해시키려 노력한다. 병리 자체뿐만 아니라 생리학, 약학 그리고 실제 임상에서 환자의 증상이나 검사 수치까지도 연결해 준다. 병리학이 어렵게만 느껴지는 사람도 이 강의를 들으면 병리가 재미있어질지도 모르겠다.

Pathoma는 본과 1학년 때 학교 수업과 병행했다. 수업을 듣다 보면 교수님의 설명이 잘 이해되지 않는 부분이 많았는데, 이 강의를 듣고 나서 다시 교재로 돌아갔을 때는 대부분의 의문이 해결되어 있었다. 심지어 병원에서 실습할 때도 들고 다니면서 틈틈이 보았는데, 임상과의 연결도 탄탄하여 많은 도움이 되었다.

Pathoma의 경우에는 USMLE에 입문할 때 들어 보면 좋을 것 같다. FA의 경우에는 너무 두꺼운 책에 질려버릴 수 있고, B&B는 총 120시간이라고는 하지만 강의 숫자가 너무나도 많다. 하지만 Pathoma는 강사가 너무나도 효율적인 강의를 하여 강의 숫자가 많은 편이 아니며, 수업 시간도 상대적으로 짧아 USMLE에 입문하는 데 좋은 강의이다. 이 강의를 듣고서 USMLE에 도전할지 말지 고민해도 늦지 않다.

(4) Sketchy Micro

Sketchy micro는 미생물학microbiology 강의를 제공한다. 미생물학은 엄청나게 방대한 양인데다가 박테리아나 바이러스 등의 이름 및 치료제가 각각 달라 문제가 어렵게 느껴진다. 이를 재미난 그림을 통해서 외우기 쉽게 알려 주는 것이 sketchy micro이다. 처음에는 미생물학으로 시작했지만, 점차 범위를 늘려 병리학, 약학 그리고 Step 2의 동영상도 업데이트되고 있다. 샘플 강의도 있으니 시험 삼아 들어 본 뒤에 나에게 잘 맞다고 느껴지면 결제해서 들어 보기를 권장한다.

3) 미국 학생은 어떤 스케줄로 Step 1을 공부할까?

USMLE에 관한 블로그를 운영하면서 가장 많이 받았던 질문이 공부 스케줄에 관한 것이었다. 한국 시험처럼 날짜가 정해진 것도 아니고, 얼마나 준비해야 하는지 가늠하기도 어려운 시험이기 때문에 그런 것 같다. 그래서 지금부터는 Step 1의 공부 스케줄을 알아보려 한다.

평균적으로 미국 학생들은 6~8주 정도의 기간 동안 USMLE Step 1을 공부한다. 이 6~8주라고 하는 기간은 전력 공부 기간dedicated period으로, 시험만을 위해서 공부하는 시간을 말한다.

미국 학생들은 2년 동안 기초의학을 배운다. 보통 기초의학 과정이 끝나갈 즈음에 학교에서 4주 정도 시험만 공부할 수 있는 시간을 준다. Dedicated period가 되기 전 일찍 배운 과목들을 복습한 뒤에 이 기간에 돌입한다. 복습하는 기간은 사람마다 다르지만, 학교에서 배우는 과목과 병행해야 하기 때문에 약 3개월 정도 소요한다고 한다.

P/F 이전의 dedicated period 스케줄 예시를 한번 살펴보자.

	Mon	Tue	Wed	Thurs	Fri	Sat	Sun
6:00	Uworld 40 Q	Uworld 40 Q	Uworld 40 Q	Uworld 40 Q	Uworld 40 Q	Uworld 40 Q	
7:00	Uworld 40 Q	Uworld 40 Q	Uworld 40 Q	Uworld 40 Q	Uworld 40 Q	Uworld 40 Q	
8:00	Uworld 40 Q	Uworld 40 Q	Uworld 40 Q	Uworld 40 Q	Uworld 40 Q	Uworld 40 Q	
9:00	Uworld 40 Q	Uworld 40 Q	Uworld 40 Q	Uworld 40 Q	Uworld 40 Q	Uworld 40 Q	Uworld 40 Q
10:00	오전 UWORLD	오전 UWORLD	오전 UWORLD	오전 UWORLD	오전 UWORLD	오전 UWORLD	Uworld 40 Q
11:00	160 문제 리뷰	160 문제 리뷰	160 문제 리뷰	160 문제 리뷰	160 문제 리뷰	160 문제 리뷰	Uworld 40 Q
12:00	점심 (30분)	점심 (30분)	점심 (30분)	점심 (30분)	점심 (30분)	점심 (30분)	점심 (30분)
							오전 UWORLD 120 문제 리뷰
13:00	Sketchy Micro:	Sketchy Micro:	Sketchy Micro: Fungus &	Sketchy Pharm	Sketchy Pharm	Sketchy	
14:00	Bacteria (along with First Aid)	Virus (along with First Aid)	Parasites (along with First Aid)			Pharm	
15:00							First Aid: Cardio
16:00							
17:00							
18:00							
19:00	저녁	저녁	저녁	저녁	저녁	저녁	저녁
20:00	First Aid:	First Aid:	First Aid:	First Aid:	First Aid:	First Aid: Path	First Aid:
21:00	Biochem	Biochem	Biochem	Immuno	Immuno / Path	/ Cardio	Cardio
22:00							
23:00	예능/드라마/운동	예능/드라마/운동	예능/드라마/운동	예능/드라마/운동	예능/드라마/운동	예능/드라마/운동	예능/드라마/운동
0:00	잠	잠	잠	잠	잠	잠	잠

- 첫 주에 microbiology와 pharmacology를 끝내는 방향
- FA와 Sketchy 부분을 최대한 맞춰서 여러 번 복습하도록 함
- 처음에 UW를 풀 때는 주제별로 풀면서 FA와 함께 진행함

	Mon	Tue	Wed	Thurs	Fri	Sat	Sun
6:00	Uworld 40 Q	Uworld 40 Q	Uworld 40 Q	NBME Self Assessement	Uworld 40 Q	Uworld 40 Q	
7:00	Uworld 40 Q	Uworld 40 Q	Uworld 40 Q		Uworld 40 Q	Uworld 40 Q	
8:00	Uworld 40 Q	Uworld 40 Q	Uworld 40 Q		Uworld 40 Q	Uworld 40 Q	
9:00	Uworld 40 Q	Uworld 40 Q	Uworld 40 Q		Uworld 40 Q	Uworld 40 Q	Uworld 40 Q
10:00	오전 UWORLD	오전 UWORLD	오전 UWORLD	NBME 리뷰	오전 UWORLD	오전 UWORLD	Uworld 40 Q
11:00	160 문제 리뷰	160 문제 리뷰	160 문제 리뷰		160 문제 리뷰	160 문제 리뷰	Uworld 40 Q
12:00	점심 (30분)	점심 (30분)	점심 (30분)	점심 (30분)	점심 (30분)	점심 (30분)	점심 (30분)
13:00							오전 UWORLD
14:00			First Aid: GI / Heme / Onc				120 문제 리뷰
15:00	First Aid: Endo	First Aid: GI		First Aid: Heme/Onc	First Aid: Heme/Onc / Pulm	First Aid: Pulm / Renal	
16:00							First Aid: Renal
17:00							
18:00							
19:00	저녁	저녁	저녁	저녁	저녁	저녁	저녁
20:00							
21:00	Pathoma	Pathoma	Pathoma	Pathoma	Pathoma	Pathoma	Pathoma
22:00							
23:00	예능/드라마/ 운동	예능/드라마/ 운동	예능/드라마/ 운동	예능/드라마/ 운동	예능/드라마/ 운동	예능/드라마/ 운동	예능/드라마/ 운동
0:00	잠	잠	잠	잠	잠	잠	잠

- 2주 차부터 pathoma 시작

- FA와 pathoma도 연결하여 공부할 수 있도록 함

- 2주 차 끝날 즈음이면 UW를 80% 정도 풀어야 함

- 1주 차에 공부했던 microbiology와 pharmacology를 틀리지 않도록 주의하며, 틀린다면 다시 Sketchy나 FA로 돌아가서 공부

	Mon	Tue	Wed	Thurs	Fri	Sat	Sun
6:00	Uworld 40 Q	Uworld 40 Q	Uworld 40 Q		Uworld 40 Q	Uworld 40 Q	
7:00	Uworld 40 Q	Uworld 40 Q	Uworld 40 Q	NBME Self Assessement	Uworld 40 Q	Uworld 40 Q	
8:00	Uworld 40 Q	Uworld 40 Q	Uworld 40 Q		Uworld 40 Q	Uworld 40 Q	
9:00	Uworld 40 Q	Uworld 40 Q	Uworld 40 Q		Uworld 40 Q	Uworld 40 Q	Uworld 40 Q
10:00	오전 UWORLD	오전 UWORLD	오전 UWORLD	NBME 리뷰	오전 UWORLD	오전 UWORLD	Uworld 40 Q
11:00	160 문제 리뷰	160 문제 리뷰	160 문제 리뷰		160 문제 리뷰	160 문제 리뷰	Uworld 40 Q
12:00	점심 (30분)	점심 (30분)	점심 (30분)	점심 (30분)	점심 (30분)	점심 (30분)	점심 (30분)
13:00							오전 UWORLD 120 문제 리뷰
14:00							
15:00	First Aid: Renal / Neuro	First Aid: Neuro	First Aid: Neuro / Repro	First Aid: Repro	First Aid: Musk/CT	First Aid: Musk/CT / Psych	First Aid: Psych / Public Health
16:00							
17:00							
18:00							
19:00	저녁	저녁	저녁	저녁	저녁	저녁	저녁
20:00							
21:00	Pathoma	Pathoma	Pathoma	Pathoma	Pathoma	Pathoma	Pathoma
22:00							
23:00	예능/드라마/ 운동	예능/드라마/ 운동	예능/드라마/ 운동	예능/드라마/ 운동	예능/드라마/ 운동	예능/드라마/ 운동	예능/드라마/ 운동
0:00	잠	잠	잠	잠	잠	잠	잠

- 3주 차에 FA와 UW 1독 완료하고 Pathoma도 거의 다 들었어야 함
- UW 리셋 이후에는 주제별로 풀지 말고, 랜덤으로 설정하여 시험 치듯이 시간 재서 풀이

	Mon	Tue	Wed	Thurs	Fri	Sat	Sun
6:00	Uworld Exam 1	Uworld 40 Q	Uworld 40 Q		Uworld 40 Q	Uworld 40 Q	
7:00		Uworld 40 Q	Uworld 40 Q	NBME Self Assessement	Uworld 40 Q	Uworld 40 Q	
8:00		Uworld 40 Q	Uworld 40 Q		Uworld 40 Q	Uworld 40 Q	
9:00		Uworld 40 Q	Uworld 40 Q		Uworld 40 Q	Uworld 40 Q	Uworld 40 Q
10:00	NBME free 120	오전 UWORLD 160 문제 리뷰	오전 UWORLD 160 문제 리뷰	NBME 리뷰	오전 UWORLD 160 문제 리뷰	오전 UWORLD 160 문제 리뷰	Uworld 40 Q
11:00							Uworld 40 Q
12:00		점심 (30분)	점심 (30분)	점심 (30분)	점심 (30분)	점심 (30분)	점심 (30분)
13:00	점심 (30분)						오전 UWORLD 120 문제 리뷰
14:00							
15:00	First Aid: Biochem	First Aid: Microbiology	First Aid: Microbiology / Immunology	First Aid: Immunology	First Aid: Pathology	First Aid: Cardiology	First Aid: Endocrinology
16:00							
17:00							
18:00							
19:00	저녁	저녁	저녁	저녁	저녁	저녁	저녁
20:00							
21:00	Pathoma	Pathoma	Pathoma	Pathoma	Pathoma	Pathoma	Pathoma
22:00							
23:00	예능/드라마/ 운동	예능/드라마/ 운동	예능/드라마/ 운동	예능/드라마/ 운동	예능/드라마/ 운동	예능/드라마/ 운동	예능/드라마/운동
0:00	잠	잠	잠	잠	잠	잠	잠

- 이제부터는 공부해 온 과정 계속 반복

- 체력 싸움의 시작

	Mon	Tue	Wed	Thurs	Fri	Sat	Sun
6:00	Uworld Exam 2	Uworld 40 Q	Uworld 40 Q	NBME Self Assessement	NBME Self Assessement	Uworld 40 Q	
7:00	Uworld Exam 2	Uworld 40 Q	Uworld 40 Q	NBME Self Assessement	NBME Self Assessement	Uworld 40 Q	
8:00	Uworld Exam 2	Uworld 40 Q	Uworld 40 Q			Uworld 40 Q	
9:00		Uworld 40 Q	Uworld 40 Q			Uworld 40 Q	Uworld 40 Q
10:00	오전 UWORLD Exam 2 문제 리뷰	오전 UWORLD 160 문제 리뷰	오전 UWORLD 160 문제 리뷰	NBME 리뷰	NBME 리뷰	오전 UWORLD 160 문제 리뷰	Uworld 40 Q
11:00							Uworld 40 Q
12:00	점심 (30분)	점심 (30분)	점심 (30분)	점심 (30분)	점심 (30분)	점심 (30분)	점심 (30분)
13:00							오전 UWORLD 120 문제 리뷰
14:00							
15:00	First Aid: GI	First Aid: Heme / Onc	First Aid: Neuro	First Aid: Renal	First Aid: Pulm & Psych	First Aid: Repro	First Aid: Musk / CT
16:00							
17:00							
18:00							
19:00	저녁	저녁	저녁	저녁	저녁	저녁	저녁
20:00	Pathoma	Pathoma	Pathoma	Pathoma	Pathoma	Pathoma	Pathoma
21:00							
22:00							
23:00	예능/드라마/운동	예능/드라마/운동	예능/드라마/운동	예능/드라마/운동	예능/드라마/운동	예능/드라마/운동	예능/드라마/운동
0:00	잠	잠	잠	잠	잠	잠	잠

- 다시 틀려서 mark해 두었던 내용들 복습

	Mon	Tue	Wed	Thurs	Fri	Sat	Sun
6:00	Uworld Exam 2	Uworld 40 Q	NBME Self Assessement	Uworld 40 Q	Uworld 40 Q	Uworld 40 Q	
7:00	Uworld Exam 2	Uworld 40 Q	NBME Self Assessement	Uworld 40 Q	Uworld 40 Q	Uworld 40 Q	
8:00	Uworld Exam 2	Uworld 40 Q	NBME Self Assessement	Uworld 40 Q	Uworld 40 Q	Uworld 40 Q	
9:00		Uworld 40 Q		Uworld 40 Q	Uworld 40 Q	Uworld 40 Q	Uworld 40 Q
10:00	오전 UWORLD exam 2 문제 리뷰	오전 UWORLD 160 문제 리뷰	NBME 리뷰	오전 UWORLD 160 문제 리뷰	오전 UWORLD 160 문제 리뷰	오전 UWORLD 160 문제 리뷰	Uworld 40 Q
11:00							Uworld 40 Q
12:00	점심 (30분)	점심 (30분)	점심 (30분)	점심 (30분)	점심 (30분)	점심 (30분)	점심 (30분)
13:00							오전 UWORLD 120 문제 리뷰
14:00							
15:00	First Aid: 약한 부분	First Aid: 약한 부분	First Aid: 약한 부분	First Aid: 약한 부분	First Aid: 약한 부분	First Aid: 약한 부분	First Aid: 약한 부분
16:00							
17:00							
18:00							
19:00	저녁	저녁	저녁	저녁	저녁	저녁	저녁
20:00	Pathoma	Pathoma	Pathoma	Pathoma	Pathoma	Pathoma	Pathoma
21:00							
22:00							
23:00	예능/드라마/운동	예능/드라마/운동	예능/드라마/운동	예능/드라마/운동	예능/드라마/운동	예능/드라마/운동	예능/드라마/운동
0:00	잠	잠	잠	잠	잠	잠	잠

- 약한 부분들을 채워 넣는 시간
- 통계학에서 자주 나오는 것들 반드시 꼭 암기하기
- 많이 나오는 부분을 확실하게 채우고, 잘 안 되는 부분을 과감히 포기하는 과정도 필요함

모든 학생이 이런 스케줄로 공부하지는 않겠지만, 열심히 하는 경우에는 우리나라 고등학생처럼 주말도 반납하고 공부한다. USMLE Step 1 시험이 P/F 시행 이전에는 그만큼 중요했다는 뜻이다.

USMLE Step 1 시험이 P/F로 바뀐 시점에 미국 학생들이 어떻게 스케줄을 구성할지는 모르겠지만, dedicated period의 특성상 스케줄에 큰 변화가 있지는 않을 것이다. 그렇다면 우리나라 학생이나 의사들은 어떻게 공부를 해야 할까?

4) 한국 사람에게 맞는 공부 방법은?

Step 1 이 P/F로 바뀌기 이전이었다면 UFAPS를 섭렵하여 최대한 고득점을 받도록 노력하라고 말했을 것이다. 하지만 지금은 개개인의 상황에 맞게 공부 방법을 설정하라고 말하고 싶다.

USMLE Step 1의 경우에는 기초의학 시험이지만 임상 의학이 잘 연계되어 있다. 임상 의학처럼 문제를 시작하지만, 마지막에 나오는 질문은 대부분 기초의학으로 끝난다. 그래서 문제를 익히다 보면 임상 상황이 잘

그려지게 된다.

또한 Step 1에서 자주 나오는 주제들이 Step 2 CK까지 이어진다. Step 1 공부를 잘해 두면 Step 2 공부도 한결 수월해진다. 같은 주제에서 문제의 방향만 약간 다르기 때문이다. 간단한 예를 들어서 Step 1에서 고혈압이 생기는 병리 생태를 물어본다면, Step 2에서는 고혈압의 진단 기준, 치료 방법 등을 물어보는 식이다.

그래서 매칭까지 여유가 남은 학생의 경우에는 UFAPS에서 필요한 과정을 선택하여 들어 보는 것을 추천한다. 기초가 단단하게 잘 쌓이게 되면 임상 의학 또한 쉽게 익힐 수 있고, 전반적으로 의학에 대한 이해도가 높아지게 된다. 개인적으로 학생 때부터 USMLE 공부를 시작했는데, 임상 의학을 공부할 때나 병원에서 실습할 때 Step 1 공부가 큰 도움이 되었다.

반면 졸업한 지 오래되어 기초의학을 대부분 까먹었거나, 매칭까지의 기간이 짧은 사람의 경우에는 시험의 패스만을 위해서 공부하는 것을 추천한다. 기초의학을 제대로 익히려고 너무 많은 힘을 쏟아버리면 이후의 과정을 진행하는 데 어려움을 겪을 수 있다. 최소한으로 공부한다면 UW와 FA만 제대로 공부해도 통과하는 데 큰 문제가 없을 것으로 생각한다.

시험 전에 UWSA나 NBME 같은 모의고사를 통해서 통과 기준의 약 10~15점 정도 높은 점수를 받는다면 시험을 치러도 될 것이라 생각한다.

4. USMLE Step 2와 OET Overview

원래의 USMLE Step 2는 두 가지 과정으로 이뤄져 있었다. 바로 CK와 CS다. 한국의 국시와 비슷한 과정이라고 생각하면 된다.

CK는 clinical knowledge의 줄임말로, 임상 의학 필기 과정이다. 우리나라 국시 필기와 비슷한 형태를 띤다.

CS는 Clinical skill로 임상 의학 실기 과정이다. 우리나라 시험 CPX/OSCE 중 CPX와 비슷하다고 볼 수 있다. CS는 미국의 몇개의 센터에서만 진행되었던 시험으로, 원래는 직접 미국에 가서 시험을 치러야만 했다. 하지만 코로나 사태로 인해 지금은 중지된 상태다. 그 시험을 지금은 OET가 대체하고 있다. OET는 한국에서도 응시할 수 있지만 OET 또한 2023년 매치부터는 바뀔 가능성도 있다.

다음은 USMLE 공식 시험 사이트에 나와 있는 Step 2 CK의 문제 비율이다. 시스템별로 다양한 문제들이 나오고, 윤리나 법에 관련된 문제들도 높은 비중을 차지한다고 공시되어 있다.

System	Range, %
General Principles of Foundational Science	2~4
Immune System	3~5
Blood & Lymphoreticular System	4~6
Behavioral Health	6~8
Nervous System & Special Senses	6~8
Musculoskeletal System/Skin & Subcutaneous Tissue	6~10
Cardiovascular System	8~10
Respiratory System	7~9
Gastrointestinal System	7~9
Renal & Urinary System & Male Reproductive	4~6
Pregnancy, Childbirth & the Puerperium	4~6
Female Reproductive System & Breast	4~6
Endocrine System	4~6
Multisystem Processes & Disorders	4~6
Biostatistics & Epidemiology/Population Health/Interpretation of Medical Literature	3~5
Social Sciences: Legal/Ethical Issues & Professionalism/Systems-based Practice & Patient Safety	10~15

Step 2 CK 문제들은 Step 1과는 다르게 환자 케어에 관한 문제가 대부분이고, 진단을 위한 검사, 진단이 약 30% 넘는 비중을 차지한다.

Competency	Range, %
Medical Knowledge: Applying Foundational Science Concepts	–
Patient Care: History and Physical Exam	–
Patient Care: Laboratory/Diagnostic Studies	13~17
Patient Care: Diagnosis	16~20
Patient Care: Prognosis/Outcome	5~9
Patient Care: Health Maintenance/Disease Prevention	8~12
Patient Care: Pharmacotherapy	8~12
Patient Care: Clinical Interventions	6~10
Patient Care: Mixed Management	12~16
Practice–based Learning & Improvement	3~5
Professionalism	5~7
Systems–based Practice & Patient Safety	5~7

과별로도 살펴보면, 내과가 큰 비율을 차지하고 그다음으로 외과, 소아과, 산부인과, 정신과 순이다.

Competency	Range, %
Medicine	50~60
Surgery	25~30
Pediatrics	20~25
Obstetrics & Gynecology	10~20
Psychiatry	10~15

Step 2 CK는 Step 1과 마찬가지로 컴퓨터로 치는 필기 시험이다. Step 1보다 1세트 늘어난 총 8세트를 9시간 안에 풀어내면 된다. 마찬가지로 쉬는 시간은 1시간이 주어진다.

1) 시험의 중요도 변화

Step 1 시험이 2022년 1월 26일부터 P/F로 변화함에 따라, 병원에서는 비교할 지표가 하나 사라지게 되었다. 앞서 말했듯 시험이 바뀐 뒤에 매칭이 진행되지 않아 어떤 지표가 매칭에 가장 중요한 요소로 자리 잡을지는 모른다. 하지만 많은 사람이 Step 2 CK가 그 자리를 대신할 것으로 생각하고 있다. 이제는 Step 2 CK가 정량적 비교의 마지막 지표가 되었다. Step 2 CK가 이전의 Step 1 혹은 그 이상의 지위를 가져간다면, 외국 의사로서는 고득점을 받을 필요가 있다.

Step 1이 점수제였을 때 외국 의사가 매칭되기 위해서는 240점 이상을 획득해야 한다는 말이 있었다. 사실 240이라는 점수는 미국 학생들이 경쟁이 높은 과를 지원할 경우 점수로 커트당하지 않는 마지노선이다. 이는 사람들의 경험적인 데이터로 나온 것이라, 정확한 데이터로 환산해서 볼 필요가 있다.

USMLE에서 발표한 점수 분포도를 보면, 240점이 62%로, 약 상위 30~40%에 드는 수치인 걸 확인할 수 있다.[3]

USMLE에는 또 다른 법칙이 하나 있다. 플러스 10점의 법칙이다. USMLE Step 1의 점수에서 약 10점을 더하면 나의 Step 2 점수가 된다는 것이다. 물론 공부를 더 열심히 하고 약점을 보완한다면 더 높은 점수를 받

---

3 USMLE. USMLE Score Interpretation Guidelines. www.usmle.org/sites/default/files/2021-08/USMLE_Step_Examination_Score_Interpretation_Guidelines.pdf. 2020. p3

을 수도 있다. 하지만 대개 Step 1 점수에 10점 내외를 더한 결과를 받게 된다. 수치적으로도 이 말이 맞다는 것을 확인할 수 있다. 마찬가지로 USMLE에서 발표한 점수 분포도를 살펴보면 Step 1에서는 82%가 250점이고, Step 2에서는 82%가 260점으로 10점 차이가 난다는 걸 알 수 있다.[3]

이를 바탕으로 생각을 해보면 Step 1에서 240점 이상을 맞는 게 목표라면, USMLE Step 2 CK의 경우에는 약 250점 이상의 점수를 목표로 공부해야 한다. 물론 점수가 이보다 낮다고 해서 매치가 불가능한 것은 절대 아니다. 매치는 점수뿐만 아니라 추천서, personal statement, curriculum ritae, 인터뷰 등 여러 가지 요소를 모두 평가받는 과정이기 때문이다. 하지만 점수가 높다면 인터뷰를 받을 확률을 높일 수 있고, 그에 따른 매칭 확률도 올라가기 때문에 최대한 고득점을 받도록 해야 한다.

2) 미국 학생은 어떤 교재로 Step 2 CK를 공부할까?

	분류	중요도
Uworld	문제은행	**필수**
Amboss	문제은행	보조
1. First Aid	개념서	1~3 중 선택 사항
2. Step Up To Medicine	개념서	1~3 중 선택 사항
3. Master The Boards	개념서	1~3 중 선택 사항
Online Med Ed	동영상 강의	보조

USMLE Step 2 CK는 Step 1의 UFAPS처럼 공부하는 데 정형화된 교재는 없다. 다만 이 시험도 UW가 가장 중요한 교재이다. 특히 Step 2 CK는 UW의 문제 개수가 4,000개를 넘어가기 때문에 더 오랜 시간을 투자하여야 한다. UW를 모두 보고도 시간이 남거나 더 다양한 문제를 풀어보고 싶다면 Step 1과 마찬가지로 Amboss를 이용하면 된다.

사람들이 교과서로 주로 사용하는 것은 취향에 따라 나뉘는데, 보통은 FA, Master the Boards MTB, Step Up To Medicine SUTM 세 가지를 많이 사용한다. 책 내용을 한 번 살펴본 뒤 취향에 맞게 사용하면 될 것 같다.

Online Med Ed는 Step 1, Step 2 혹은 그 이후의 영역까지 다루고 있는 동영상 강의 사이트이다. 무료로 강의를 제공하고 있고, 좋은 내용들이 포함되어 있어, 자신이 약한 파트를 보충하고 싶을 때 이용하면 된다.

3) 미국 학생은 어떤 스케줄로 Step 2를 공부할까?

다음 표는 미국 학생의 Step 2 공부 스케줄 예시이다. Step 1과 마찬가지로 6~8주 정도의 dedicated period를 가진다.

	Sunday	Monday	Tuesday
week 1	65 Qs of Uworld	65 Qs of Uworld	65 Qs of Uworld
	1 hour of surgery OME videos	1 hour of surgery OME videos	1 hour of surgery OME videos
	Review corresponding Uworld notes	Review corresponding Uworld notes	Review corresponding Uworld notes
week 2	65 Qs of Uworld	65 Qs of Uworld	65 Qs of Uworld
	1 hour of surgery OME videos	1 hour of surgery OME videos	1 hour of surgery OME videos
	Review corresponding Uworld notes	Review corresponding Uworld notes	Review corresponding Uworld notes
	FA STEP2 EM p. 506–509	FA STEP2 EM p. 510–513	FA STEP2 EM p. 514–516
week 3	65 Qs of Uworld	65 Qs of Uworld	65 Qs of Uworld
	1 hour of psych/neuro OME videos	1 hour of psych/neuro OME videos	1 hour of psych/neuro OME videos
	Review corresponding Uworld notes	Review corresponding Uworld notes	Review corresponding Uworld notes
	Corresp step up 2 med p. 227–231	Corresp step up 2 med p. 232–236	Corresp step up 2 med p. 237–241
week 4	STUDY FOR WEAK SUBJECT		
week 5			
6:00–8:00	Workout and Chill	Workout and Chill	Workout and Chill
8:00–11:00	3 sets of Uworld	3 sets of Uworld	3 sets of Uworld
11:00–1:00	Review missed questions (flashcards)	Review missed questions (flashcards)	Review missed questions (flashcards)
1:00–2:00	Lunch break	Lunch break	Lunch break
2:00–4:00	OME 4–5h cardio/pulm (flashcards)	OME 4–5h GI/neph (flashcards)	OME 4–5h GI/neph and ID (flashcards)
4:00–5:00	Dinner break	Dinner break	Dinner break
5:00–8:00	Corresp Uworld notes (flashcards)	Corresp Uworld notes (flashcards)	Corresp Uworld notes (flashcards)
8:00–9:00	Corresp step up 2 med p. 1–108	Corresp step up 2 med p. 113–162, 269–319	Corresp step up 2 med p. 365–412
week 6			
6:00–8:00	Workout and Chill	Workout and Chill	Workout and Chill
8:00–11:00	3 sets of Uworld	3 sets of Uworld	3 sets of Uworld
11:00–1:00	Review missed questions (flashcards)	Review missed questions (flashcards)	Review missed questions (flashcards)
1:00–2:00	Lunch break	Lunch break	Lunch break
2:00–4:00	OME 4–5h Endo, Rheum, Derm, Peds (flashcards)	OME 4–5h Peds (flashcards)	OME 4–5h Peds, OB–gyn (flashcards)
4:00–5:00	Dinner break	Dinner break	Dinner break
5:00–8:00	Corresp Uworld notes (flashcards)	Corresp Uworld notes (flashcards)	Corresp Uworld notes (flashcards)
8:00–9:00	Start reviewing peds notes	Finish reviewing peds notes	
Week 7			
6:00–8:00	Workout and Chill	CRAM	CRAM
8:00–11:00	Catch up on Uworld		
11:00–1:00	Review missed questions (flashcards)		
1:00–2:00	Lunch break		
2:00–4:00	OME 4–5h OB–gyn, epistats (flashcards)		
4:00–5:00	Dinner break		
5:00–8:00	Corresp Uworld notes (flashcards)		
8:00–9:00	Corresp reading p.		

Wednesday	Thursday	Friday	Saturday
65 Qs of Uworld	65 Qs of Uworld	65 Qs of Uworld	65 Qs of Uworld
1 hour of surgery OME videos	1 hour of surgery OME videos	1 hour of surgery OME videos	1 hour of surgery OME videos
Review corresponding Uworld notes	Review corresponding Uworld notes	Review corresponding Uworld notes	Review corresponding Uworld notes
	FA STEP2 EM p. 494–497	FA STEP2 EM p. 498–501	FA STEP2 EM p. 502–505
65 Qs of Uworld	65 Qs of Uworld	65 Qs of Uworld	65 Qs of Uworld
1 hour of psych/neuro OME videos	1 hour of psych/neuro OME videos	1 hour of psych/neuro OME videos	1 hour of psych/neuro OME videos
Review corresponding Uworld notes	Review corresponding Uworld notes	Review corresponding Uworld notes	Review corresponding Uworld notes
Corresp step up 2 med p. 207–211	Corresp step up 2 med p. 212–216	Corresp step up 2 med p. 217–221	Corresp step up 2 med p. 222–226
65 Qs of Uworld	65 Qs of Uworld	65 Qs of Uworld	Day off
1 hour of psych/neuro OME videos	1 hour of psych/neuro OME videos	1 hour of psych/neuro OME videos	
Review corresponding Uworld notes	Review corresponding Uworld notes	Review corresponding Uworld notes	
Corresp step up 2 med p. 242–end neuro			
Workout and Chill	Workout and Chill	Workout and Chill	Practice Test (UWSA1 plus NBME)
3 sets of Uworld	3 sets of Uworld	3 sets of Uworld	
Review missed questions (flashcards)	Review missed questions (flashcards)	Review missed questions (flashcards)	
Step up 2 med p. 436–479 (ambulatory)	Lunch break	Lunch break	
Catch up	OME 4–5h ID and Heme–Onc (flashcards)	OME 4–5h Endo, Rheum, Derm (flashcards)	
	Dinner break	Dinner break	
	Corresp Uworld notes (flashcards)	Corresp Uworld notes (flashcards)	
	Corresp step up 2 med p. 325–363	Corresp step up 2 med p. 167–190, 244–265, 415–435	
Workout and Chill	Workout and Chill	Workout and Chill	Practice Test (UWSA2)
3 sets of Uworld	3 sets of Uworld	3 sets of Uworld	
Review missed questions (flashcards)	Review missed questions (flashcards)	Review missed questions (flashcards)	
Catch up	Lunch break	Catch up	
	OME 4–5h OB–gyn (flashcards)		
	Dinner break		
	Corresp Uworld notes (flashcards)		
CRAM	CRAM	DAY OFF	TEST DATE

Step 2 CK는 우리나라 국시를 공부하는 방법과 큰 차이는 없다. 내가 국시를 준비할 때는 기출 문제를 많이 풀어 보고, 해설이 있다면 자세히 공부하고, 부족한 정보는 『해리슨 내과학』 같은 대표적인 교과서에서 찾아보았다. 기출 문제는 치료법을 물어보지만, 다음번에는 같은 주제를 가지고 위험 인자, 검사법, 예후 등을 물을 수도 있기 때문이다. USMLE도 마찬가지이다. 예를 들어 UW 문제에서 대동맥 박리에 대한 치료 문제가 나왔다면, 해설에서는 그 치료법에 관해 자세하게 설명해 두었을 것이다. 그렇다면 치료법도 공부하고, 해설엔 나와 있지 않은 검사 방법, 예후 그리고 차후의 검진 등에 대해서 『해리슨 내과학』이나 다른 교과서를 통해서 공부해 두어야 한다.

USMLE Step 1과 차이가 있다면, Step 2 CK는 부수적인 교재들이 많이 없다는 것이다. Step 1은 Pathoma, Sketchy 등의 부수 강의를 들어야 해서 시간이 많이 든다. 하지만 Step 2의 경우에는 오로지 기본 교재와 UW이다.

Online Med Ed의 경우 필수적으로 들어야 하는 강의는 아니며, 이해가 잘 안 되는 부분이나 부족한 부분이 있을 때 찾아서 들어 보면 좋은 정도이다. 그래서 상대적으로 문제를 풀고 해설을 공부하는 시간이 더 많다. UW를 두 번 이상 복습했고 문제가 너무 익숙해져 버렸다면 다른 문제은행인 Amboss를 풀어 보는 것을 추천한다. 하지만 UW도 제대로 공부가 되지 않았는데 Amboss를 푸는 것은 좋지 않은 선택이다.

시험을 치러 가기 전 치르는 모의고사는 USMLE Step 1과 비슷하게

NBME, UW 모의고사이다. 여기에 추가로 'Free 120'라고 하는, NBME 에서 제공하는 문제 120개가 있다. 이 Free 120가 실제 시험과 문제 유형 이 비슷하다고 알려져 있다. NBME나 UW 모의고사 또한 시험 예측도가 높은 것으로 알려져 있다.

4) USMLE 시험은 언제 쳐야 할까?

USMLE를 공부하면서 가장 답답한 점은 시험 시점을 언제로 잡아야 하는지 애매하다는 것이다. 한국에서는 보통 시험이라고 하면 시험 날짜 가 정해져 있고, 그날이 되면 시험을 치를 수밖에 없다. 하지만 USMLE는 자율성이 보장되어 내가 시험 날짜를 정할 수 있고 미룰 수도 있다. 처음 으로 주어진 자율성에 언제 시험을 쳐야 하는지 혼란스러워하는 사람들 이 꽤 있다.

그래서 고득점 후기를 통해서 하나의 공부 방법을 알아보고, 시험은 언 제 쳐야 하는지 알아보려 한다. 이분의 경우 USMLE Step 1에서 고득점을 받았다. 2020년 10월에 공부를 시작하여 2021년 7월 말에 시험을 쳤고, 총 공부 기간은 10개월 정도였다. 교재로는 앞서 설명했던 UFAPS를 사 용하였고, FA를 공부할 때는 B&B를 사용하였다. 추가로 Amboss나 다른 문제은행들도 구입하여 많은 수의 문제를 풀어보았다.

시험 후기를 듣고 나서 가장 감명 깊었던 것은 공부 목표와 직접 만든 알고리즘이었다. 이를 한번 살펴보자.

① NBME 모의고사에서 260점 이상이 나오면 시험을 치른다.

② 목표 점수와 현 점수의 차이가 10점 이상 난다면 시험을 미룬다.

③ UW 정답률이 80% 이상 된다면, FA를 정독하며 부족한 부분을 공부한다.

④ UW 정답률이 80% 이하라면, 다시 한번 UW를 풀며 공부한다.

⑤ 점수가 만족스럽지 않고 목표가 높아졌거나 UW 정답을 외워서 푸는 느낌이라면 Amboss 같은 다른 문제은행을 이용해 본다.

이는 USMLE Step 1의 사례이지만, Step 2에도 동일하게 적용할 수 있다. 점수 목표를 250 이상으로 잡았다면, NBME 점수 목표는 약 5~10점 더 높은 255~260점으로 잡기를 바란다. 그리고 꼭 FA가 아닌 자신이 쓰는 교과서를 살펴보면 된다.

앞서 상담사와의 일화에서도 살펴보았듯이, 조금 더 높은 점수를 원한다면 Amboss 같은 문제은행을 더 풀어 보는 것이 도움이 된다. 다른 문제 유형, 다른 주제를 익힐 수 있기 때문이다. NBME나 UW 모의고사에서 자신이 목표하는 점수보다 5~10점 정도 더 높은 점수를 받는다면 시험을 치러 갈 준비가 되었다는 것을 의미한다.

5) ECFMG Certification Pathway

ECFMG certification은 원래 USMLE Step 1, Step 2 CK, Step 2 CS를 끝내고 나면 발급되는 증서였다. 이는 외국 의사가 미국에서 수련받을 수 있게 해 주는 권리라고 할 수 있다. 보통 Step 1과 Step 2를 끝내고 약 2~3주 정도 지나면 certification이 나왔다. 하지만 Step 2 CS 시험이 중지되면서 certification을 받는 방법이 달라졌다.

2024년 7월 현재까지 USMLE Step 2 CS 시험은 치러지지 않고 있으며, Pathway system이 시행착오를 거쳐 자리 잡게 되었다. USMLE Step 2 CS 시험의 자리는 OET가 완전하게 대체하였다.

Pathway는 certification을 받는 여러 가지 방법을 이야기한다. 총 여섯 가지 방법이 있는데, 보통 한국에서 미국을 가는 사람들 대부분은 Pathway 1을 거칠 것으로 생각한다. 다만 자신의 Pathway는 직접 확인해 보는 것이 좋다.

ECFMG 사이트에서 "The Pathways"에 들어가면 자신의 pathway를 알 수 있다. Pathway 1은 미국이 아닌 다른 나라에서 감독받지 않고 의료를 행할 수 있는 면허를 가진 사람들을 위한 방법이다.

미국에서는 certification을 받았다는 의미는 면허를 받은 것이 아니라 트레이닝 받을 자격을 얻었다는 뜻이다. 그리고 1년 혹은 2년의 수련 후에 면허를 신청할 자격이 주어진다. 그래서 이런 구분을 해놓았지만, 한국의 경우에는 바로 면허가 나오기 때문에 신경 쓰지 않아도 된다.

Pathway 1을 신청하기 위해서는 Step1, Step 2 CK 점수, OET 점수, Certificate of good standing이 필요하다. 앞서 설명하지 않았던 OET와 Certificate of good standing만 설명하고 넘어가도록 하겠다.

(1) OET

USMLE Step 2 CS가 코로나 사태 이후에 지연되다가 결국에는 중지되었다. Step 2 CS 평가 항목은 ICEintegrated clinical encounter, CIScommunication and interpersonal skill, SEPspoken English proficiency 세 가지였다. 임상 지식을 잘 알고 있는지도 물론 중요하다. 하지만 그중에서도 가장 중요한 부분인 영어로 의사소통이 원활하게 되는지 확인하는 시험이었다. 그러나 Step 2 CS가 중지된 이후 ECFMG에서 certification을 주기 전에 이러한 역량을 확인할 길이 없어졌다. 그래서 대체제로 선택한 시험이 OET occupational English test이다.

OET는 헬스케어 관련 직업인을 위한 토플이라고 생각하면 된다. 의사뿐만 아니라 간호사, 약사, 방사선사 등 여러 직업군을 위한 시험이 따로 마련되어 있다. 시험 항목은 토플과 같이 Listening, Reading, Speaking, Writing 네 가지 항목으로 되어있다.

나의 경우 CS를 일찍 치고 certification을 받아 놓아서 OET를 치지는 않았다. 하지만 OET를 치른 사람들의 이야기를 들어 보면, 대체로 listening이나 reading 과목은 어렵지 않다고 느끼는 것 같다. 수능을 치를 수 있는 정도면 충분히 통과할 수 있다고 한다. 늘 우리의 발목을 잡는 것은

speaking과 writing이다. 그러나 그마저도 보통은 4주 정도 집중해서 공부하고 연습하면 통과하는 데 무리가 없다고 한다.

Speaking의 경우 CS와 마찬가지로 의학적인 지식을 측정하는 것이 아니라, 의사소통 능력을 알아보는 시험이다. 전문적인 내용을 의학 용어를 사용해서 어렵게 설명하기보다, 환자에게 이해하기 쉽게 설명하여야 한다. Speaking은 문제 안에 해야 할 것들, 표현들이 포함되어 있기 때문에 생각보다는 수월하게 준비할 수 있을 것이다.

Writing의 경우에는 자신이 쓰는 단어나 문법이 틀린 경우가 꽤 많기 때문에 첨삭을 받아 보는 것이 중요하다. 첨삭 시에 알려 주는 표현을 잘 외워서 실제 시험에서 사용하는 것이 중요하다.

OET는 모든 과목에서 B 이상의 점수를 받아야 통과할 수 있다. OET 점수를 받았다면 myOET에 접속하여 ECFMG가 성적을 직접 확인할 수 있도록 해주어야 한다. ECFMG가 OET 성적을 확인하는 데는 적어도 1~2주 정도 걸리기 때문에 Step 0와 마찬가지로 인내심을 가지고 기다리는 것이 중요하다.

(2) Certificate of Good Standing

Certificate of good standing은 면허를 내어 준 당국이 실제로 면허를 발부했다는 것을 증명해 주는 것을 말한다. 한국의 경우 보건복지부에서 면허가 발부되기 때문에 보건복지부 사이트로 가야 한다. 보건복지부 면허 민원사이트인 'https://lic.mohw.go.kr'에 들어가 면허 증명서를 신청하면 된다.

보내는 주소란에 'licensureecfmg.org'를 써서 보낸다. 우편번호의 경우에는 아무렇게나 입력하면 된다. 용도에 'Certificate of Good Standing'이라고 쓰면 담당자가 ECFMG로 메일을 보내 준다.

이 또한 ECFMG가 확인하는 데 오래 걸리기 때문에 pathway를 신청하기 전에 미리 보내는 것을 추천한다. 단 certificate of good standing이 먼저 도착하게 되면 이 서류가 발부된 날짜로부터 90일 안에 pathway를 신청하여야 한다.

Pathway에 필요한 것들을 모두 마치게 되면 ECFMG에서 다시 한번 Step 0에서 했던 school verification을 진행하게 된다. 의대를 졸업한 것이 맞는지 다시 한번 확인하는 것이다. 학위가 업로드되어 있지 않다면 꼭 해야 한다. ECFMG에서 학위를 확인한 뒤에 school verification과 성적표를 요구한다. 미리 업로드되어 있다면 자동으로 school verification과 성적표 확인 단계로 넘어간다. 메일을 받으면 빠르게 학교 행정팀과 연락하여 EMSWP를 통해서 verification을 요청하면 된다.

6) USMLE Step 2 CS

USMLE Step 2 CS 시험은 중지되었지만, 클럭십이나 미국에서 환자를 볼 때를 대비하여 공부해 두는 것이 좋다고 생각한다. 특히 클럭십 혹은 옵저버십을 가기 전에는 꼭 공부하기를 바란다.

CS를 미리 준비해 두면 한국의 CPX 시험을 칠 때 굉장히 수월하다. USMLE Step 2 CS 시험 또한 UW와 FA를 가장 많이 본다. UW에는 여러 가지 동영상을 통해서 임상 환경이나 신체 검사를 배울 수 있어서 활용도가 높다.

뭐니 뭐니 해도 CS를 익히는 가장 좋은 방법은 모의 환자를 보는 것이다. 주변에 같이 USMLE를 공부하는 친구가 있다면 서로 의사와 환자 역할을 바꿔가면서 직접 해 보는 것이 가장 좋다. 하지만 이런 상대를 구하지 못할 수도 있다. 이럴 때는 화상 영어나 1:1 영어 수업을 신청하여 요청하는 것도 나쁘지 않다.

나의 경우, CS 시험을 치기 전에 모의 환자를 구할 수 없어 학교에서 운영하는 영어 수업을 등록하였다. 1:1 원어민 수업이었는데, 간단한 환자 시나리오를 주고 내가 물어보는 질문에 시나리오에 맞춰 대답해 달라고 요청하였다. 혼자 공부할 때는 다 기억이 나던 것들이 긴장 때문인지는 몰라도, 원어민을 앞에 두고 할 때는 잊어버리기도 하였다. 이런 경험을 하지 않고 시험을 치러 갔다면 fail하였을지도 모르겠다.

CS 시험과 한국의 CPX의 큰 차이점은 사이 시험에서 나타났다. CPX의 경우 환자를 보고 나와서 간단한 문제를 세 개 정도 풀게 된다. 반면에 CS는 실제 임상 상황과 마찬가지로 환자 기록을 작성하게 했다.

클럭십을 가게 되면 실제로 환자 차트에 남지는 않지만, 우리가 환자 기록을 작성하고 레지던트나 펠로우 그리고 교수님에게 검사를 맡게 된다. 그리고 빠진 부분들은 피드백을 받는다. 그래서 실제 환자 기록을 한다고 생각하고 클럭십 이전에 연습해 보는 것이 좋다.

　시험에 나오는 모든 증상에 대해서 다 알아 두는 것도 좋지만, 지금은 시험을 치는 것이 아니기에 필요한 주 호소에 대해서는 선택적으로 공부하면 좋다. 예를 들어 소화기 내과로 클럭십을 가게 되었다면, 메스꺼움 nausea, 구토vomiting, 설사diarrhea, 변비constipation, 복통abdominal pain, 토혈hematemesis, 혈변hematochezia 등 소화기 증상에 관해서는 완벽하게 숙지해야 하며, 다른 것들도 넓게 알고 있으면 도움이 된다. 자세한 공부 방법은 뒤쪽에서 한 번 더 다루도록 하겠다.

5. USMLE Step 3

1) 임상을 다루는 Step 3

Step 3는 Step 2 CK와 같이 임상을 다루는 시험이다. Step 2 CK와 다른 점은, CK가 레지던트에 지원할 수 있는 역량을 가졌는지 알아보는 시험이라면, Step 3는 감독 없이 혼자서 의료 행위를 할 수 있는지 테스트하는 시험이다. 비슷한 임상 문제들을 물어보기는 하지만 환자 관리, 윤리 그리고 통계적 지식의 비중이 Step 2 CK보다 높게 나온다.

Step 2 CK와 다른 점은 미국에서 시험을 치러야 한다는 점, 그리고 하루가 아닌 이틀 동안 시험을 보는 것이다. 새로운 문제 형태인 CCS가 나오는데, 임상 환자 시뮬레이션이라고 보면 된다.

Step 3는 미국 학생들의 경우 병원에 지원하기 전에 치지 않는 과정이다. 보통 레지던트 1년 차, 즉 인턴을 마치고 나서 Step 3를 치른다. IMG international medical graduate의 경우에도 USMLE Step 2와 OET까지 마치고 나면 미국 병원에 지원하는 데에는 큰 문제가 없다. 보통의 병원에서 IMG에게 요구하는 것은 certification이기 때문이다. 하지만 외국 의사들이 Step 3를 치고 가는 이유는 비자에서 이익을 보는 경우가 있기 때문이다.

Step 2 CK까지 잘 마쳤다고 한다면 공부법에 대해서는 더 많은 언급이 필요하지 않을 것 같다. 다른 시험들과 마찬가지로 UW와 FA 혹은 MTB 같은 개념서를 자세히 공부해야 한다. 다만 추가된 CCS의 경우 UW의 CCS 문제들과 'CCScases.com'에서 나오는 문제들을 정확하게 익히고 가는 것이 중요하다. 또한 USMLE 공식 사이트에서 올려주는 샘플 문제들이 도움이 된다고 한다.

USMLE Step 3는 P/F의 시험이지만 점수가 제공된다. 이 점수는 사실 매칭을 하는 데는 크게 영향을 미치지 않는 것으로 알려져 있다. 하지만 이 Step 3 점수는 레지던트 1년 차와 비교되기 때문에, 점수가 높다면 레지던트 1년 차와 비슷한 혹은 더 나은 임상 지식 수준이라고 판단할 수도 있다고 한다.

또한 Step 3는 당장의 매칭에는 중요하지는 않을 수 있지만, 레지던트 과정을 마치고 난 뒤 펠로우 매칭을 할 때 중요한 사항이다. 심장내과 같은 경쟁률이 높은 과의 펠로우를 하려고 한다면, 미래를 위해서 Step 3도 Step 2 만큼이나 집중해서 공부하고 시험을 치러야 한다.

2) 비자 정책

미국에 영주권이 있거나 시민권이 있는 사람이라면 크게 신경 쓰지 않을 문제이지만, 보통의 한국 사람이라면 비자는 굉장히 민감한 사항이다. 대부분 평탄하게 수련을 받지만 가끔 비자 때문에 수련을 정지해야 하는 사람도 있기 때문이다. 그래서 외국 의사가 미국으로 갈 때 받을 수 있는 비자에 대해서 간단하게 알아보려 한다.

미국에서 레지던트를 할 때 외국 의사가 받을 수 있는 비자의 형태는 크게 J-1, H1-b 두 가지이다. 먼저 J-1 비자부터 살펴보자. J-1 비자는 기한이 7년짜리인 비이민 비자로, ECFMG에서 후원해 준다. J-1의 장점은 병원에서 선호하는 비자라는 것이다. ECFMG에서 비용을 지불하기 때문에 병원 입장에서 추가 비용이 들지 않는다. 그래서 레지던트를 마치고 펠로우십을 구할 때 비교적 쉽게 비자를 해결할 수 있다.

다만 커다란 단점이 존재한다. 바로 귀국 의무 조항이다. J-1 비자는 비이민 비자이기 때문에 기간이 만료되기 전에 합법적으로 일할 수 있는 이민 비자로 바꿔야 한다. 하지만 이 조항 때문에 자신의 나라로 돌아가서 2년을 지낸 뒤에야 이민 비자 신청이 가능하다.

만약 정말 레지던트 수련 혹은 펠로우십까지만 수련하고 돌아올 것이라면 문제가 되지 않는다. 보통 레지던트의 경우 3~4년, 그리고 펠로우십이 1~2년 정도이므로 그 기간은 ECFMG에서 후원을 받으며 비자를 유지할 수 있기 때문이다. 하지만 인고의 시간을 견디면서 USMLE를 치고 미국으로 간 사람들은 미국에서 살기 위해서 간다고 봐야 한다. 그래서 이

귀국 의무 조항이 발목을 잡는 것이다.

이를 보완하는 것이 J-Waiver 제도이다. 정부에 등록된 직장에서 J 비자로 일하던 외국인을 고용하고 일정 기간 동안 그 직장에서 일하는 조건으로 귀국 의무 조항을 면해 주는 제도이다. J-Waiver 동안의 신분은 H1-b가 되고, 그 이후에는 H 비자 연장 혹은 영주권 신청을 할 수 있다.

J-waiver를 제공하는 병원은 보통 의사들이 잘 가지 않으려는 지역에 위치해 있다. 예를 들어 시골 마을 혹은 대도시 주변의 의료 취약 지역이다. 미국판 공중보건의사라고 생각하면 쉽게 이해할 수 있을 것이다.

H1-b 비자는 J-1보다 1년 짧은 6년 기한의 비이민/이민 두 가지 목적을 동시에 가진 비자이다. J-1은 ECFMG에서 후원해 주는 반면, H1-b는 병원에서 비용을 지불해야 하기 때문에 병원 입장에서는 달갑지 않은 비자라고 할 수 있다. 레지던트를 값싼 비용에 고용하려 했는데 추가 비용이 들기 때문이다. 그래서 요즘에는 H1-b를 제공하는 병원이 점점 줄어들고 있는 추세이다.

또한 펠로우십을 구하기도 상대적으로 어렵다. 같은 능력의 지원자를 받았을 때 병원에서는 추가로 돈이 들지 않는 J-1을 선호하기 때문이다. 하지만 노동자 입장에서는 J-1보다 H1-b 비자를 선호할 수밖에 없다. 귀국 의무 조항이 없기 때문이다. H1-b를 가진 사람의 경우에는 비자가 만료되기 전에 미국에 남아서 이민 비자로 바꿔서 신청할 수 있고, 이후에는 영주권까지 받을 수 있다.

Chapter 3

USCE 임상 경험

USCE는 United States Clinical Experience의 줄임말로, 미국 임상 경험을 뜻한다. 크게 클럭십과 옵저버십으로 나눌 수 있다. 클럭십을 지칭하는 말로 Sub-intern, Externship 등등 여러 가지 단어가 있지만, 모두 일종의 클럭십이라고 보면 된다.

클럭십은 미국 학생들도 똑같이 참여하는 과정으로, Hands-on experience, 즉 직접 환자를 보고 레지던트나 교수님의 감독 하에 처방 및 처치도 할 수 있는 프로그램이다. 학생에게만 열려 있는 프로그램이기 때문에 졸업하기 전 시간을 만들어서라도 꼭 가야 한다.

옵저버십은 클럭십과는 다르게 졸업하고 의사가 된 후에도 갈 수 있다. 원칙적으로 Hands-on experience는 불가능하고, 담당 의사의 뒤를 따라다니며 관찰만 하게 되어 있다. 하지만 적극성에 따라서 직접 환자를 보게 해 주는 경우도 있고, 시술도 감독 하에 참여할 수 있다.

학생 때 USMLE에 관심이 없다가 뒤늦게 미국에 뜻이 생긴 사람들의 경우 클럭십을 갈 수 없기에 옵저버십 프로그램을 통해서 USCE를 쌓게 된다. 적극적인 참여를 한다면 옵저버십을 통해서도 좋은 추천서를 받는 것이 가능하다.

다만 옵저버십은 USCE로 여기지 않는 레지던트 프로그램도 있어 주의해야 하며, 의사에 따라서 절대 환자를 못 보게 하는 경우도 있으니 참고해야 한다. 또한 옵저버십 프로그램을 제공하는 병원들이 줄어들고 있어서 기회를 잡기가 쉽지는 않다.

두 과정의 공통점은 USCE를 채우고 좋은 추천서를 받기 위한 과정이라는 것이다. Step 1이 P/F로 바뀌면서 추천서의 중요성은 더욱더 올라갈 것이다. 보통 한국을 인맥 사회라고 이야기하며 혈연, 학연, 지연 등이 중요하다는 말을 많이 듣는다. 하지만 미국이야말로 추천서를 통한 인맥이 강조된 사회라고 이야기하고 싶다. 추천서를 써 준 사람이 병원의 프로그램 디렉터와 지인이라고 한다면 추천서의 힘이 더 강력해지기도 한다.

1. 가고 싶은 도시 및 프로그램 찾아보기

앞서 말했듯 추천서는 매칭에서 점점 더 중요한 요소가 될 가능성이 크다. 그렇다면 클럭십을 조금 더 전략적으로 갈 필요가 있다.

사실 클럭십은 미국 4학년 학생들에게는 기회의 장이라고 보면 된다. 3학년 때 핵심 실습을 다 돌고 나면, 4학년 때는 Elective라고 하여, 자신이 하게 될 과를 경험할 기회를 얻게 된다. 학생들은 평소에 원하던 병원이나 지역의 클럭십을 신청하고 경험한다. 이런 과정 자체가 내가 그 프로그램에 관심이 있다는 것을 어필하는 행위라고 한다.

실습에서 좋은 인상을 남기고 그 병원 내의 의사에게 좋은 추천서를 받으면, 인터뷰를 받고 매칭을 할 때 금상첨화이다. 그래서 클럭십은 자기가 살고 싶은 지역 혹은 자기가 가고 싶은 병원으로 가보는 것이 중요하다.

개인적으로 일하고 싶은 도시가 따로 있을 것이다. 서울에서 계속 살아 대도시가 익숙한 사람들은 뉴욕, LA, 시카고 등을 원할 수도 있다. 반대로 한적함을 좋아한다면 중부의 도시들이 마음에 들 수도 있다. 이렇듯 가장 먼저 해야 하는 것은 자신의 기준을 정하는 것이다. 꼭 자기가 원하는 도시에 매칭되지 않을 수 있다. 하지만 적어도 클럭십을 통해서 자기가 가고자 하는 도시를 경험해 보는 것이 좋다. 혹시 아는가? 자신의 꿈이 이뤄질지.

나의 경우를 예시로 들어 보겠다. 나에게는 가정이 있기 때문에 와이프와 딸들을 고려해서 프로그램을 생각하게 된다. 첫 번째로 와이프가 아직 영어를 조금은 불편해 하기에 한인이 어느 정도 있는 지역이었으면 좋겠다. 두 번째로 가족이 넷이기에 집이 좁지 않았으면 좋겠다. 첫 번째 기준으로 보면 뉴욕, LA, 시카고, 애틀란타, 댈러스 등등의 도시를 떠올릴 수 있다. 그러나 두 번째 기준으로 살펴보면 뉴욕이나 LA는 집값이 너무 비싸 큰 집을 구하기 어렵기 때문에 제외된다. 위의 예시 내에서는 애틀란타나 댈러스가 나의 선택이 될 것이다.

또한 예전에 우연히 캔자스에 가게 되어 미국의 중부 지역도 살기 좋은 곳이라는 것을 알게 되었다. 그 이후에 레지던트 프로그램을 찾을 때 꼭 중부 지역을 포함한다. 오히려 한국 의사가 많이 가는 뉴욕은 너무 복잡하여 꺼리게 된다.

이런 식으로 각자 살고 싶은 곳을 한번 찾아보는 것을 권한다. 미국에 대해서 전혀 모르는 사람이라면 여행책을 한번 펴 보는 것도 좋다. 여행책에서 간접적으로라도 도시의 분위기를 파악해 보기를 바란다.

도시를 정했다면 뒤에 나오는 '레지던트 프로그램 찾는 법'을 보고 검색해 보길 바란다. 자신이 원하는 위치에 다양한 종류의 프로그램이 있을 것이다. 프로그램을 운영하는 병원 홈페이지에 들어가 클럭십 프로그램을 찾아보고 지원하는 것이다. 자신이 원하는 병원으로 클럭십을 가게 된다면, 최선을 다해서 공부하고 실습하기를 바란다. 그래서 최상의 추천서를 받길 바란다. 그렇다면 아까 말했듯이 그 도시의 프로그램으로 매칭될 확률을 높일 수 있다. 하지만 만약 이 과정이 조금은 귀찮고 버겁다면, 다음 방법을 사용해 보기를 바란다.

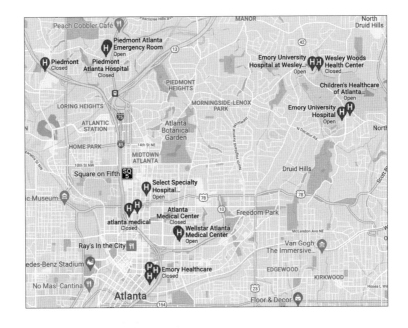

'그 지역 혹은 병원의 이름 + international medical visiting student' 라고 검색해 보면 클럭십 기회를 찾을 수 있다. 이런 식으로 검색했을 때는 에모리대학교Emory University 프로그램이 상단에 위치하게 된다. 그 뒤로 어거스타대학교Augusta University, 웰스타병원Wellstar Atlanta Medical Center을 볼 수 있다. 각각을 클릭해서 클럭십의 조건을 보고 신청하면 된다. 그러나 이렇게 검색했을 때는 레지던트 프로그램을 운영하는지, 프로그램이 어떤지 잘 모를 수 있어 먼저 설명한 방법을 조금 더 추천하는 바이다.

다음은 'Atlanta international medical visiting student'라고 검색했을 때 광고를 제외하고 아래쪽에 위치한 검색 결과이다.

https://med.emory.edu › education › admissions › visiting ▾
Visiting Medical Students | Emory School of Medicine
MD **Students** Currently Attending **International Medical** Schools. **Students** who currently attend an **international medical** school can apply directly to Emory ...

https://med.emory.edu › education › _documents ▾ PDF
INTERNATIONAL VISITING STUDENT APPLICATION FORM
A Non-Refundable application fee of $500.00 in the form of a check or money order, payable to Emory University. School of **Medicine** must accompany this ...

https://www.augusta.edu › mcg › coffice › curriculum ▾
Visiting Medical Student Elective Program - Augusta University
2021. 4. 1. — **INTERNATIONAL MEDICAL STUDENTS** OR CARIBBEAN OFF-SHORE **MEDICAL STUDENTS**. Augusta University **Medical** College of **Georgia** is unable to accept ...

2. USCE 신청 시 준비해야 할 것들

에모리대학병원을 예시로 한번 살펴보자. 에모리대학병원의 홈페이지에서 클럭십 프로그램에 대해 찾아보면 Apply하는 곳이 있다. 이는 병원 홈페이지마다 다르다.

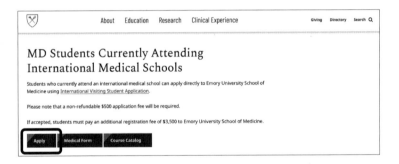

'Apply'를 눌러서 들어가 보면 작성해야 하는 form이 있고, checklist를 볼 수 있다.

INTERNATIONAL VISITING STUDENT APPLICATION CHECKLIST

CHECKLIST OF ITEMS THAT MUST BE SUBMITTED AS PART OF YOUR APPLICATION: All students in school outside of the U.S. and Puerto Rico applying for a visiting elective must provide the following requirements in the English language.

Mail all application documents listed below to:
Emory University School of Medicine
Ms. Michele Rutherford, Academic Elective Program Coodinator
Office of Clinical Eduation
49 Jesse Hill Jr. Drive SE - Atlanta, GA 30303

- ☐ Completed and signed INTERNATIONAL VISITING STUDENT APPLICATION FORM
- ☐ Non-refundable $500 application fee in U.S. CURRENCY (check or money order)
- ☐ A current official transcript from your school
- ☐ A letter from your Registrar or Dean stating that you are in good standing (this letter also needs to specify that you will be in your final year of study and will have completed and passed the required core clerkships in medicine, pediatrics, obstetrics/gynecology, surgery, and psychiatry, before the elective start date.)
- ☐ Documentation of the following (**Please complete the AAMC Standardized Immunization Form**):
    - ☐ Full hepatitis B vaccine series
    - ☐ Two doses of MMR (or proof of immunity)
    - ☐ Proof of Tuberculosis screening (interferon-gamma release assay blood test, PPD, chest x-ray)
    - ☐ Tetanus booster within the last ten years
    - ☐ Varicella status
    - ☐ Influenza vaccine
- ☐ Color Copy of the main pages of your passport showing, passport number, date of issue, expiration date, photo, date of birth and place of birth.
- ☐ 2 passport size/quality photographs
- ☐ Documentation of an international criminal background check through Emory's preferred background check provider: (must be included with application)
    - http://www.advantagestudents.com
    - http://www.infomart-usa.com
- ☐ If a student from a non-English speaking country, TOEFL iBT test (Test of English as a Foreign Language) results
- ☐ Proof of passing USMLE Step 1

NOTE: The following can be submitted upon an offer only if you do not already have documentation of these requirements:

- ☐ Color copy of students current B-1 Visa
- ☐ Proof of personal health coverage which provides coverage in the United States, and specifically in Georgia
- ☐ Proof of medical liability and/or malpractice insurance covered by your home school during the elective time (minimum of $1 million per occurrence/$3 million aggregate liability)
- ☐ All students requesting to take an elective that will be at Grady Hospital for all or part of the rotation is required to complete a drug screening test, in the United States through Advantage Students at least 30 days before the elective start date. http://www.advantagestudents.com

위에서부터 살펴보면 지원비, 학교 성적표, 학장의 추천서, 예방 접종 확인서, 여권 및 여권 사진, 범죄 사실 확인서, 토플 점수, Step 1 점수, 비자 및 보험 등등이 있다. 조금씩 차이는 있지만 클럭십 프로그램에서 기본적으로 이 정도의 서류는 요구한다. 서류 준비는 꽤 복잡하고 귀찮은 작업이기 때문에 충분한 시간 여유를 가지고 준비해야 한다.

세부적으로 살펴보면, 예방 접종 확인서는 보통 한국 병원에서 실습하기 전에 맞는 것과 비슷하므로 크게 걱정하지 않아도 된다. 범죄 사실 확인서는 학교에서 제공하는 사이트로 들어가서 정보를 입력하면 된다. USMLE 점수의 경우엔 Step 1을 요구하지 않는 곳도 있으나 점점 요구하는 병원이 많아지고 있다. Step 2 점수까지 요구하는 곳도 있다.

이뿐만이 아니라 3학년 때에 CV와 PS를 간단하게라도 준비해 두어야 한다. 왜냐하면 추천서를 받는 데 필요하기 때문이다. 기본적으로 클럭십 프로그램은 4주 동안 진행이 되는데, 사실 4주는 그리 길지 않은 시간이다. 그마저도 클럭십 내에서 교수님이 계속해서 바뀐다면 한 분의 교수님을 오래 만나지 못할 수도 있다. 짧은 시간 만난 교수님의 경우에는 추천서를 써 주기 위해서 나에 대해서 좀 더 자세히 알고 싶어 한다. 이때 가장 쉽게 확인할 방법이 CV와 PS를 받아 보는 것이다.

추천서를 처음 받을 때 가장 당혹스러웠던 것이 CV와 PS를 달라는 말이었다. 처음에는 그게 무엇인지도 잘 몰랐고 어떻게 써야 하는지도 잘 몰랐다. 당시엔 사설 업체를 이용해 급하게 작성하여 보냈는데, 미리 알고 있었더라면 잘 다듬어서 제출했을 것이다.

CV와 PS는 병원에 지원서를 제출하기 몇 주 전까지도 계속 수정해 나가야 하므로 미리미리 준비해 두면 좋다. 클럭십은 CV, PS를 처음 써 보기에 좋은 단계이다.

3. 내가 미국에서 살 수 있을까?

1) 병원 생활 잘하는 법

USCE를 하는 가장 큰 이유는 뭐니 뭐니 해도 추천서라고 할 수 있다. 그 다음으로 중요한 것은 자기가 미국에서 잘 적응할 수 있을지 알아보는 것이라고 생각한다. 한 번쯤은 미국에 가고 싶다고 생각한 사람들은 USMLE를 치지 않더라도 미국 임상 경험 및 미국 병원 생활을 해보는 것이 좋다. 병원의 스케줄을 직접 경험하고, 레지던트나 펠로우 등의 삶을 살펴볼 좋은 기회이기 때문이다.

나는 처음 캔자스에서 미국 병원을 경험하였다. 병원 내에서 학생이 어떻게 행동해야 하는지 들은 바도 없었다. 처음에는 정말로 막막했고, 첫 날에는 교수와 인사를 나누는 데에도 우물쭈물하였다. 게다가 알레르기 내과는 외래 진료를 보았기 때문에 일주일에 4~5명의 교수들을 번갈아 만나게 되었다. 그러다 보니 각각의 교수들과는 짧은 시간만 함께할 수밖에 없었고, 한 교수에게 적응하려고 하면 다른 교수를 만나게 되는 시간의 반복이었다. 게다가 알레르기 내과는 2주밖에 있지 않았기에 첫 주는 절망스러웠다. 꽤 오랜 시간 교수에게 어필할 수 있는 활동을 하지 못한 채 보냈기에 스스로가 한심하기도 하였다.

그러나 이 일주일 동안 미국의 시스템이 어떻게 돌아가는지 알 수 있었다. 처음에 환자가 오면 rooming을 한다. Rooming은 간호사가 환자의 바이탈 사인을 체크하고, 주 호소에 연관되는 간단한 설문지를 조사한 후 방으로 안내하는 과정이다. Rooming이 시작되면 외래 차트에 표시가 뜨고, 그때 교수는 환자의 이전 차트를 확인한다. 그리고 나에게도 같이 차트를 보라고 권유하였다.

알레르기 내과에는 나름 다양한 환자가 오지만, 주로 오는 환자들은 비슷한 주 호소를 가지고 있었다. 이 비슷한 주 호소를 가진 환자들의 차트를 반복해서 읽다 보면 어떤 것이 중요한 내용인지 알 수 있었다. Rooming이 끝나면 교수는 환자가 있는 방으로 들어가서 필요한 질문을 하고 처방을 내린 뒤 차트를 작성했다. 외래 중간에 중요한 것들은 질문을 던지기도 했다. 이 과정을 몇 번 반복하다 보니 외래 시스템에 적응할 수 있었다. 그리고 교수의 성향도 조금씩 알아가게 되었다.

시스템에 적응하자, 2주 차는 완전히 다른 세상이 되었다. 1주 차에도 혼자서 환자를 본 적은 몇 번 있지만, 2주 차에는 더 적극적으로 환자를 보려고 노력했다. 교수가 다른 환자를 보는 동안 내가 밀려있는 환자를 보고 보고하였다. 다시 환자를 보러 갈 때는 문진이나 보고에서 어떤 것이 빠졌는지 꼼꼼하게 체크하였다. 또한 차트를 쓴 것까지 검사를 받았다. 자주 보는 질병에 대해서 알게 되니 공부해야 하는 것도 명확해졌다. 1주 차보다 교수의 질문에 정답을 말하는 횟수가 많아졌고, 나쁘지 않은 평가를 받게 되었다.

이렇게 자신감을 얻게 되자 3~4주 차에 보게 될 입원 환자도 잘할 수 있을 것이라 생각했다. 하지만 류마티스 내과로 과가 달라지기도 했고, 한국에서 보지 못했던 질병이 많았다. 병이 익숙지 않아 문진하는 것도 수월하지 않았다. 또한 류마티스 내과의 질병은 전신에서 다양한 증상이 나타나기 때문에 모든 장기 시스템에 대해 물어봐야 했다.

그래도 입원 환자는 외래 환자보다도 문진이나 보고를 준비할 시간이 많았다. 보통 아침에 pre-rounding을 하고 오후에 rounding이 시작되었다. Pre-rounding 때는 펠로우와 함께 환자를 보러 갔다. 잘 모르는 질병은 펠로우의 질문을 잘 적어둔 뒤 물어보는 이유를 다시 한번 공부하고 다음에 직접 써먹을 수 있도록 하였다.

4주 차가 되었을 때는 많은 질문 또한 익숙해져서 환자마다 적용하기가 편했고 rounding 전에 나의 환자에 대해서 보고할 수 있게 되었다. 그래도 평생 몇 번 해 보지 않은 보고라서 실수는 있었고, 매끄럽지는 않았지만 발전하고 있다는 것에 만족하였다.

두 번째 클럭십을 갔던 플로리다에서는 훨씬 더 자연스럽게 실습에 임할 수 있었다. 캔자스에 있었을 때보다 많은 수의 환자를 담당하였지만, 훨씬 더 부드럽게 환자 문진과 보고를 이어나갈 수 있었다. 사실 캔자스에 갔을 때는 영어를 사용하지 않은 기간이 길어서 영어가 트일 때까지 오래 걸렸는데, 플로리다에 갔을 때는 상대적으로 그 기간이 짧아 적응하는 데 도움이 되었다.

이처럼 두 번의 병원 생활을 경험해 보고 나니, 이를 통해서 부족한 부분을 깨달은 것도 많다. 하지만 미국에서도 충분히 살아나갈 수 있겠다는 자신감도 얻게 되었다.

2) 타국에서의 삶에 잘 적응하는 법

미국에서 산다는 것은 미국 병원에서 일하는 것 그 이상의 일이다. 익숙한 문화를 뒤로 하고 새로운 문화권으로 들어가는 것이다. 가족들과 친구들을 뒤로 하고 새로운 땅으로 가는 것이다. 물론 미국에 지인이 있는 사람들도 있겠지만, 많은 사람이 말 그대로 맨땅에 헤딩할 것이다. 가정이 있는 사람은 그래도 가족과 시간을 보내며 외로움을 달랠 수 있지만, 혼자 가는 사람은 어려움을 겪을 수도 있다.

클럭십에 갔을 때 병원에 잘 적응하여 좋은 추천서를 받는 것도 중요한 일이지만, 적어도 미국에서 실제로 생활하면서 레지던트, 펠로우 혹은 그 이후의 삶을 버틸 수 있을지도 알아봐야 한다.

(1) 클럭십을 함께하는 친구들

클럭십을 함께 하는 친구들은 굉장히 소중한 존재이다. 왜냐하면 같은 처지에 있는 사람이 혼자가 아니라는 것을 일깨워 주기 때문이다. 보통 클럭십에 가게 되면 같은 시기에 같은 과 혹은 다른 과에 지원하는 학생들과 만날 기회를 얻는다. 이 친구들과 끈끈한 관계를 맺어 두면 여러 면에서 큰 도움이 된다.

캔자스에서는 클럭십을 시작하기 전 오리엔테이션을 하면서 서로를 소개할 시간을 가졌다. 우리는 클럭십이 시작되자 본인의 이야기를 공유하기 시작했다. 내과에 있었던 사람들은 다른 과였지만 어떤 일들을 하고 있는지, 어떻게 하면 더 잘할 수 있는지 공유했다. 또 힘든 일이 있거나 도움이 필요한 일들이 있으면 짬을 내서 도와주기도 하였다. 나와 같은 기숙사를 썼던 파키스탄에서 온 친구는 방사선 과를 돌고 있었는데, 우리는 발표가 있을 때마다 서로의 앞에서 연습하곤 했다. 그리고 부족한 부분을 서로 피드백해 주었다. 덕분에 매번 순조롭게 발표할 수 있었다.

또한 USMLE에 관한 것도 공유하였다. 시험을 모두 치른 친구도 있고, 아예 시험 등록도 해보지 않은 친구도 있었다. 시험 진행 상황은 개개인이 달랐지만, 모두가 US-IMG 혹은 non-US IMG이었기 때문에 USMLE 시험에 대한 압박이 있었다. 그래서 먼저 경험해 본 친구들은 어떤 교재가 좋은지, 어떻게 공부하면 좋은지 상세하게 알려 주었다. 당시에 CS 시험을 이미 치렀던 나는 친구들에게 좋은 시뮬레이션 상대가 되어 주었다. 또한 주 호소마다 어떤 질문이 중요한지도 알려 주었다.

이렇게 점점 친해진 우리는 매주 주말이면 함께 시간을 보냈다. 캔자스는 바비큐가 유명한 도시다. 여러 바비큐 맛집들이 있었는데, 주말마다 그

맛집들을 섭렵하러 다녔다. 식사하면서 농담도 하고, 한 주간 있었던 신기한 일들을 공유하며 한껏 웃었다. 하루는 시내에서 축제가 있었다. 나는 그런 이벤트가 있는지도 모르고 있었는데, 오후에 룸메이트가 나를 서둘러 준비시켰다. 함께 우버를 타고 시내로 나가 푸드 트럭의 맛있는 음식들도 먹고, 길거리 공연도 보며 즐거운 시간을 보냈다. 이 친구들은 아직도 연락하는 사이로 남아 있다.

플로리다에 갔을 때는 신기하리만큼 한국인 선생님들이 많았다. 한 명을 제외하고는 모두 국시를 마치고 졸업하기 전에 클럭십을 온 사람들이었다. 우리는 클럭십도 중요하게 생각했지만, 미국 자체를 경험하는 데에도 많은 힘을 썼다. 함께 시내에 나가서 술을 마시기도 하고, NBA 농구 경기를 보러 가기도 했다.

지금 공중보건의를 함께하고 있는 한 선생님과는 마이애미 근처 도시인 탬파에 있는 학교 선배를 보러 갔다. 사실 비행기를 예매했었는데 놓쳐버리는 바람에, 렌트카를 빌려 무려 400km를 운전하게 되었다. 4시간 반가량 운전하는 동안 영화의 한 장면처럼 음악을 듣고 바람도 쐬며 미국의 긴 직선 도로를 경험했다. 탬파에서는 선배의 레지던트 생활도 듣고, 병원 투어도 하고, 궁금한 점들도 알아가는 시간을 가졌다. 해변가에서 따뜻한 햇볕을 쐬며 평온한 시간도 함께했다.

이렇듯 함께하는 동료들은 굉장히 소중하다. 먼 타국에서 친구도 없이 혼자 지내기는 무척 힘들기 때문이다. 특히 병원 생활은 더 힘들 수 있다. 늘 아픈 사람들을 대해야 하는 의사라는 직업의 숙명인 것 같다. 한국이었다면 친구를 만나서 속풀이를 하거나 가족들에게 하소연할 수 있겠지만, 미국에서는 혼자 외로이 견뎌야 한다. 그때 함께해야 하는 사람들이 주변의 동료들이다.

클럭십은 짧은 만남이지만 레지던트는 이보다 긴 시간이다. 물론 한국의 오랜 친구들만큼 마음이 통하지 않을 수 있다. 하지만 의지할 사람이 있는 것과 없는 것은 천차만별이다. 클럭십에서 친구를 사귀어 보는 것은 내가 미국에서 살아갈 수 있다는 것을 보여 주는 하나의 지표가 될 것이다.

(2) 취미 생활

미국에 한 달 정도 살게 되면, 자신이 한국에서 하는 취미도 해 볼 수 있다. 주변을 잘 찾아보면 한 달 정도의 프로그램이 매우 많기 때문이다. 플로리다에서 함께 가정의학과를 돌았던 친구는 결혼식을 몇 달 앞두고 있었다. 그 친구는 웨딩드레스를 예쁘게 입어야 한다면서 숙소 근처의 에어로빅, 요가 수업 등을 신청하여 듣기도 했다.

개인적으로는 운동을 굉장히 좋아하기 때문에 체육관에 다녔다. 캔자스의 클럭십 프로그램에서는 체육관을 한 달 동안 무료로 사용할 수 있게 해주었다. 체육관 안에는 다양한 시설들이 있었다. 헬스장은 물론이고 농구장, 요가 시설 그리고 수영장까지 있다. 내가 이용한 곳은 헬스장과 농구장뿐이었지만, 따로 비용을 내지 않고 다양한 시설을 이용할 수 있었다.

클럭십이 끝나면 보통은 오후 시간대가 된다. 알레르기 내과에서 외래 실습을 할 때는 일찍 끝나면 4시쯤에 끝나기도 하였다. 그러면 보통 집에 들르지 않고 바로 체육관에서 운동을 했다. 헬스를 조금 하고 농구장으로 가 연습을 하고 있으면 늘 오는 친구들이 있었다. 처음에는 몰랐지만 이야기하다 보니 모두 병원에서 일하는 사람들이었다. 심지어 한 명은 한국계 미국인인 방사선과 의사였다. 거의 매일 함께 3:3 혹은 4:4 게임을 하다 보니 친해져서, 나중에는 병원에서도 만나면 인사하는 사이가 되었다.

이렇게 클럽십에 가서 자신이 즐기는 취미 생활을 한번 해 보는 것이 좋다. 아니면 미국에서 새로운 취미를 찾아보는 것도 보람찬 일이다. 정말 내가 미국에서 오랫동안 살 것처럼 행동해볼 필요가 있다. 그래야만 미국에서 계속 살 수 있을지 몸소 겪어 볼 수 있다.

4. 클럭십 대비 공부

USMLE Step 1이 P/F로 바뀜에 따라 클럭십과 추천서는 더욱 중요해질 가능성이 크다. 따라서 클럭십을 가기 전에 만반의 준비를 하고 가는 것이 중요하다. 이번에는 클럭십을 가기 전에 알아 두어야 할 미국의 의료 시스템과 함께, 클럭십에서 사용할 영어 및 여러 가지 사소한 팁을 이야기해 보려 한다.

1) 미국의 의료 시스템

미국에서 클럭십을 하기 전 의료 시스템에서 중요한 부분을 알아 두어야 한다. 이는 미국 문화와도 관련이 있으므로 처음 접한다면 알아 두고 가는 것이 좋다.

(1) 환자 기록

미국은 굉장히 흔하게 고소가 일어나는 나라이다. 우리나라도 의료와 관련한 고소들이 늘어가는 추세이지만, 미국에는 비할 수 없다. 환자 기록은 미국 의사에겐 커뮤니케이션 수단이기도 하지만, 스스로 보호하기 위한 장치이기도 하다. 그래서 이를 굉장히 꼼꼼하게 기록하는 편이다. 어떠한 상황에서, 어떤 검사를 했는지, 그 결과는 어땠는지, 결과를 바탕으로 치료는 어떻게 진행했는지 뚜렷하게 남겨야 한다.

환자 기록은 클럭십하는 입장에선 핵심이 될 때가 많다. 입원 환자의 경우 응급실을 통해서 들어오게 되는데, 응급실에서 한 검사나 처치를 보면 가능성이 큰 진단명을 알 수 있고, 그에 따른 문진을 진행할 수 있게 된다.

문진 이후에는 먼저 환자 기록을 써 보는 것이 좋다. 레지던트들이 작성하는 것을 꼼꼼히 살펴보고, 최대한 자세하게 적도록 노력해야 한다. 이것이 교수에게 보고할 기초 뼈대가 되기 때문이다. 또한 학생이 작성한 환자 기록을 교수가 살펴보기도 하므로 잘 작성해 두면 평가에도 도움이 된다.

(2) 간호사

한국 학생의 경우 실습을 돌면서 간호사와 소통할 일은 거의 없다고 봐도 무방하다. 인턴 의사가 되어서야 병동 일을 제대로 시작하면서 간호사와 소통을 한다. 하지만 미국은 학생 때부터 레지던트의 일을 일부 함께 하기 때문에 간호사와 이야기할 일들이 많다.

간호사는 미국 의료 시스템에서 빼놓을 수 없는 중요한 인력이다. 간호사는 의사의 손과 발이 되어 움직인다. 환자가 병원에서 지내면서 필요한 모든 부분을 간호사가 관리한다. 이 때문에 환자와 간호사는 친밀한 관계를 유지할 수밖에 없다. 심지어 의사의 이미지가 간호사에 따라서 좌우되기도 한다.

클럭십에 참여하는 학생으로서 간호사는 절대적으로 중요한 사람이므로 좋은 관계를 유지하는 것이 중요하다. 환자 가까이에 있어서 가장 정확한 정보를 알고 있을 확률이 크기 때문이다. 바쁜 병원에서는 환자 케어의 필수적인 정보가 늦게 전달될 때가 있다. 하지만 이런 정보들까지 간호사들은 알고 있을 때가 많다. 즉 환자에 대한 가장 확실한 최신 정보를 가지고 있는 사람은 담당 간호사이다.

응급실에서 막 올라온 환자를 문진한다고 가정해 보자. 응급실에서는 모든 처치가 끝났고 내과로 전원이 되었지만 의사가 그 시간 안에 환자 노트를 기록하지 못했을 수 있다. 하지만 간호사에게 구두로 전달되어 있을 가능성이 크다. 환자를 문진할 때 어떤 이유로 응급실에 왔는지, 어떤 처치를 받았는지, 그래서 지금 상태가 어떤지는 굉장히 중요한 요소이다. 이걸 알아야만 가능성이 큰 진단명을 알 수 있고, 이후의 계획을 짜기 때문이다.

간호사와의 관계가 또 중요한 이유는 바로 추천서다. 교수는 여러 가지 기준을 가지고 추천서를 작성한다. 예를 들어 환자 문진을 잘하는지, 신체 검사를 잘하는지, 커뮤니케이션에 문제가 없는지, 다른 사람들과의 관계가 어떤지 등등이 평가 항목이다. 이런 것들을 평가하기 위해서 여러 사람의 의견을 들어 보는데, 생각보다 간호사에게 학생 평가를 물어보는 경우가 많다. 자기의 환자 담당 간호사에게 친절하게 대하고, 열심히 하는 모습을 보여줘서 나쁠 것이 하나도 없다.

(3) 팀워크

미국에선 한 환자를 돌보기 위해서 많은 인력이 투입된다. 의사, 간호사뿐만 아니라 약사, 영양사, 물리 치료사 등 여러 의견이 모인다. 이런 환경에서는 팀워크가 정말 중요한 요소로 작용한다. 팀을 구성하는 일원으로서 책임감을 가지고 일을 진행해야 하며, 의사가 아닌 다른 의료 인력들의 의견들도 귀담아듣는 모습을 보여 주어야 한다. 이런 부분은 교수가 클럭십을 평가할 때 중요하게 작용한다.

일례로 환자 발표를 할 때를 생각해 보자. 처음에는 조금 어색하고 불편할 수 있지만 반복할수록 자기만의 스타일이 생길 것이다. 그러나 팀이 원하는 방향이 있으면 그에 따라 바뀌어야 한다. 어떤 팀은 검사 결과를 자세하게 설명하기보다 가능성 있는 진단명과 그에 따른 계획을 중요시할 수 있다. 어떤 팀은 검사 결과를 일일이 알아야 할 수도 있다. 이런 특징에 따라 스스로 변화시켜 팀의 방향에 맞게 가는 것이 중요하다.

2) 학생이 해야 할 일

미국에서는 학생이 해야 할 일을 잘 수행하게 되면 좋은 추천서를 받을 확률이 높아진다. 그러나 한국 학생들이 처음 미국에 가면 무엇을 해야 하는지 잘 알지 못하여 우물쭈물하게 되는 경우가 다반사이다.

플로리다에 갔을 때 함께 있던 한국 선생님들 대부분은 미국에서의 실습 경험이 없는 상태였다. 며칠이 지나고 병원에서 만날 기회가 있었는데, 한국에서처럼 옵저버가 되어 시간을 보내고 있었다. 그래도 캔자스에서 실습을 먼저 돌아봤던 나는 미국에서는 한국에서와 다르게 행동해야 한다고 알려 주었다. 그 조언을 받은 몇몇 선생님은 나름대로 더 알찬 실습을 하고 한국으로 돌아올 수 있었다. 이런 경험을 토대로 시행착오를 겪으며 알아 가는 것도 좋지만, 이 책을 통해서 어떻게 행동해야 하는지 알고 가면 더 좋을 것 같다.

모든 병원에서 해야 할 일들이 똑같지는 않을 것이다. 하지만 대부분 병원에서 통용되는 기본적인 룰은 있기에 이에 관해 이야기하고자 한다. 실습 첫날에 가장 중요한 것은 병원 신분증을 받는 것이다. 신분증은 카드 형태로 된 것과 전자의료기록EMR 안에 들어갈 수 있는 아이디와 비밀번호가 있다.

아이디 카드는 통제된 구역에 들어갈 때나 엘리베이터를 작동할 때 필요하기 때문에 잘 작동하는지 확인해 두는 것이 필요하다. 만약에 문제가 있다면 IT 관리팀에 연락해서 고쳐 두어야 한다. EMR은 클럭십을 하는 데 필수적인 요소로, 로그인이 잘되는지 미리 확인해 두어야 한다. 그리고 팀마다 중요한 요소가 다른데, 레지던트나 펠로우에게 물어 필요한 창에 쉽게 접근할 수 있도록 바꿔놓으면 좋다. 병원마다 각각 EMR 프로그램이 다르긴 하지만 직관적으로 이해하기 쉽게 만들어져 있으므로 적응이 어렵지는 않을 것이다.

입원 환자를 볼 때나, 외래 환자를 볼 때는 기본적으로 레지던트의 스케줄과 똑같이 움직인다고 생각하면 된다. 미래에 레지던트가 될 사람으로서 예습하는 것이다. 보통은 팀에 소속되어 움직인다. 피라미드식 구조라고 생각하면 된다. 한 명의 교수가 팀 전체를 관리하고, 팀 안에 3년 차 레지던트 1명, 1~2년 차 레지던트 2~3명, 의대생 2~3명으로 구성한다. 과마다 팀의 규모는 다르다. 심장 내과의 경우에는 보통 팀원이 많기 때문에 한 팀이 움직이면 복도를 꽉 채우게 된다. 류마티스 내과의 경우에는 작은 팀이었는데 교수님, 펠로우, 3년 차 레지던트, 나 이렇게 4명으로 구성되어 있었다.

팀 안에서 해야 할 일은 1~2년차 레지던트가 하는 일과 거의 같다고 보면 된다. 물론 레지던트들은 처방, 환자 기록 및 다른 과 컨설팅 등 학생들이 하지 않는 일들을 더 많이 하지만, 기본적인 틀은 똑같다고 할 수 있다. 그러나 팀마다 조금씩 상황이 다를 수 있기 때문에 정확한 역할을 알고 싶다면 첫날이나 그다음 날 한가한 시간에 교수님이나 3년 차 레지던트를 찾아가 어떤 일을 하면 되는지 물어보는 것이 좋다.

류마티스 내과를 돌 때 담당 교수는 류마티스 질병이 어렵기 때문에 최대한 문진을 자세하게 해 보고, 가장 중요한 것은 계획을 짜오는 것이라

했다. 교수나 레지던트에게 질문하는 것을 어려워하지 말고 자신감 있게 다가가기를 바란다. 기본적으로 학생들을 도와주려는 마음이 있기 때문에 겁먹지 않았으면 좋겠다.

이제부터는 크게 Inpatient(입원 환자)/Outpatient(외래 환자)로 구분해서 설명해 볼까 한다.

(1) Inpatient의 일과

일과를 크게 보면 Pre-rounding, Reporting, Rounding으로 나눌 수 있다.

- Pre-rounding

Pre-rounding은 회진 전에 레지던트와 학생들이 각자 맡은 환자의 문진을 진행하는 것을 말한다. 보통 학생은 많은 환자를 담당하지 않고 1~2명, 많게는 3명 정도의 환자를 보게 된다.

새로운 환자는 보통 응급실을 통해서 온다. 환자 기록에 들어가 살펴보면 응급실에 온 이유, 어떤 검사를 진행했는지, 어떤 진단을 내렸는지 알수 있고, 왜 그 과로 입원했는지 알 수 있다. 이전에 보던 환자라면 간밤에 어떤 일들이 일어났는지 알아보아야 한다. 가장 정확한 최신 정보는 간호사를 통해서 알 수 있다. 환자 기록을 확인한 뒤에 더 필요한 정보가 있다면 담당 간호사에게 물어보는 것이 좋다.

앞에서 말했던 류마티스 내과에서 보았던 사르코이드증 환자는 열이 올랐다 내렸다 하기를 반복하는 중이었기에 먼저 체온을 안정시키는 것이 중요하였다. 그래서 아침에 병원에 도착하여 가장 먼저 확인하였던 것이 환자의 체온이었다. 간밤의 체온 변화를 체크한 뒤 올라간 적이 있으면 간호사에게 어떤 처치를 했는지 물어보았다.

앞선 모든 것이 확인되었다면 문진 및 신체 검사를 진행하면 된다. 이 과정이 끝나면 알게 된 사실을 정리해서 자기만의 환자 노트를 작성해 두는 것이 좋다. 이때는 연관된 검사 결과까지 적어 두는 것이 좋다. 필요한 사항들을 모두 알고 있어야 하기 때문이다. 또한 내가 생각하는 differential diagnosis와 그에 맞는 diagnostic test/medication 등을 준비한다. 환자 보고할 때 필요한 요소이기 때문이다. 자기의 담당 환자 문진이 끝났다면 다른 환자 문진을 따라가 보는 것이 좋다. 숙련된 레지던트나 펠로우가 하는 문진의 스킬이나 신체 검사를 관찰할 좋은 기회다.

정리되었다면 교수에게 보고하기 전에 레지던트나 펠로우에게 우선 검사를 받아 보면 좋다. 내가 진행한 문진에서 빠진 점이 있는지 혹은 어떤 점을 더 강조해서 말해야 하는지 알 수 있기 때문이다. 류마티스 내과에서는 전신적全身的인 반응이 일어날 수 있기 때문에 많은 질문을 해야해서 빼먹는 질문이 많았다. 눈과 입의 건조함은 자주 빠지는 항목 중 하나였다. 또 손가락 통증으로 내원한 환자의 경우 손가락 중에 어느 관절이 아픈지, 아침에 뻣뻣함이 있는지, 있다면 얼마나 오래 가는지가 굉장히 중요한 부분이었다. 이런 피드백을 받은 뒤에 자신의 발표를 수정해 놓으면 pre-rounding은 끝난다.

- Reporting

이제 교수에게 자기의 환자를 보고해야 하는 시간이다. 과에 따라 보고하는 방식이 다르고 포인트가 다르긴 하지만 첫 보고에는 팀의 방식과 상관없이 최대한 자세하게 하는 것이 좋다. 그 뒤에 교수가 원하는 방식을 알아낸다면 그 방식에 맞게 수정해 나가면 된다. 예를 들어 외과에서는 수술 환자의 경우에 수술 합병증이나 회복에 집중하게 된다. 그런 것들이 없으면 퇴원할 수 있을지 여부가 가장 중요하다. 내과는 병력이 중요한 경우가 많고 검사 항목도 많기 때문에 세세한 것들도 요구하는 편이다.

한국 학생의 경우에는 문진이나 보고를 해 본 적이 많이 없기 때문에 굉장히 고통스러운 시간이 될 수 있다. 버벅거리는 자신의 모습을 보면서 부끄럽기도 하고, 갑자기 용어가 생각이 나지 않아 좌절하기도 한다. 하지만 몇 번 해 보고 나면 덜 긴장하게 되고 점점 익숙해져 갈 것이다.

처음에는 최대한 자세하게 문장을 적어 두는 것도 나쁘지 않다. 그렇다고 해서 나무라는 교수는 많지 않다. 그러다가 점점 익숙해지면 필요한 사항만을 적어 두고 연결해 나가는 노력을 해 보길 바란다. 한 달 클럭십이라면 적어도 5~6명의 환자를 맡아서 보게 될 것이고, 매일 보고하다 보면 서른 번 정도는 하게 된다. 반복해서 익숙해지는 것과 연습만이 살길이다.

Reporting을 마치면 교수가 질문할 수도 있다. 내가 빠뜨린 중요한 부분일 수도 있고, 나의 생각 과정을 물어볼 수도 있다. 그리고 그에 관한 지식을 물어볼 수도 있다. 보통은 USMLE Step 1에 관한 질문이 많다. 그래서 평소에 공부해 두는 것이 중요하다. 질문에 잘 대답하면 좋은 평가를 받을 수 있다. 물론 교수도 모든 질문에 정확한 정답을 말하길 바라며 묻는 것은 아니다. 그 환자를 볼 때 필요한 사항들을 알려 주려는 것이기 때문에 너무 부담스러워하지 말고 생각나는 것들을 잘 정리해서 답하면 된다.

- Rounding

모든 레지던트와 학생들의 reporting이 끝나게 되면 팀 전체가 함께 다시 환자를 보러 가게 된다. 교수가 보고받은 것들을 다시 한번 확인하는 자리이고, 빠진 부분이 있다면 보충하는 과정이다. 그리고 팀이 내린 결정을 환자에게 설명해 주는 자리이다. 이럴 때 빠진 부분을 확실히 알아 두고 다음에는 빼먹지 않도록 주의하면 된다. 또한 신체 검사를 직접 보여 주기도 하는데, 이때 잘 보고 배워 두어야 한다. 자기의 환자를 보는 것도 중요하지만 팀의 환자를 함께 보고 공부할 기회이므로 다른 레지던트나 학생의 환자도 유심히 보고 궁금한 것들은 질문하고 알아갔으면 좋겠다.

Rounding이 끝나면 대부분의 일과는 끝난다. 응급실에서 새로운 환자가 들어오지 않는다면 자신의 환자 노트를 다듬어 보고 일과를 마치면 된다. 새 환자가 오게 되면 아침에 했던 것처럼 환자 문진을 진행하면 되고, 다음 날 다시 pre-rounding을 돌고 rounding 때 보고를 올리면 된다.

- 외과의 경우

앞서 설명한 pre-rounding, report, rounding은 주로 내과의 스케줄이다. 외과는 보통 오전에 첫 수술이 잡혀 있다. 자기가 보고 싶은 수술이 있거나 혹은 배정된 수술이 있다면 그 환자의 EMR을 통해서 왜 수술을 하게 되었는지, 그 수술의 적응증 및 금기, 합병증, 중요한 해부학 구조물이 있으면 알아 두어야 한다.

보통 수술장에 들어가면 무조건 스크럽을 하고 수술에 참여하게 된다. 제1, 2, 3 어시스트가 되는 것이다. 중간중간에 교수가 구조에 대한 질문을 한다. 완벽하게 알 것이라는 기대는 하지 않기 때문에 모두 정확하게 알고 있어야 하는 것은 아니지만, 중요한 구조물들을 알아볼 수 있도록 공부하는 것이 좋다.

그 이후 회진을 돌게 되는데, 내과와 마찬가지로 자신이 맡은 환자를 알아 두는 것이 좋다. 하지만 외과의 특성상 내과보다는 환자 발표가 조금 더 간단하다. 수술 전의 환자라면, '수술을 해야 하는지'가 포인트이고, 수술 후의 환자라면 '퇴원을 할 수 있는지'가 중요한 포인트이다. 이것이 학생이 해야 하는 일이다. 한국의 실습처럼 교수를 그림자처럼 따라다니면서 배우는 것이 아니라 하나의 팀에 소속되어서 기능하게 된다.

(2) Outpatient의 일과

한국의 외래에서는 의사가 방을 차지하고 있고 환자가 의사의 방으로 들어오게 되어 있다. 하지만 미국은 정반대이다. 의사들이 모여 있는 방이 따로 있고, 환자가 방을 차지하고 있다. 의사가 환자의 방을 찾아가는 것이다.

처음 환자가 클리닉에 도착하게 되면 진료 창에 환자가 도착했다고 뜬다. 여기서 중요한 점은 환자가 도착하자마자 문진에 들어가는 것이 아니라는 점이다. 자신의 주 호소에 대해서 간단한 문진표를 작성하고, 중요한 생체 징후인 혈압, 심장박동 수, 체온 등을 체크, 즉 rooming을 하게 된다.

이때 학생은 환자 기록을 통해서 어떻게 진료를 받으러 온 환자인지 살펴보아야 한다. 대부분은 재진 환자로 약이 떨어질 때쯤 방문하게 된다. 하지만 다른 문제가 있을 수 있으므로 꼼꼼하게 살펴야 한다. 어떤 약을 복용하는지 확인하고, 마지막 방문에는 어떤 주 호소가 있었는지도 살펴보아야 한다. 만약 특정 주 호소가 있었다면 어떻게 조절되고 있는지 살펴야 하기 때문이다.

Rooming이 끝나면 환자의 방을 찾아간다. 자신을 소개한 뒤에 문진과 신체 검사를 하고 나오면 된다. 보통 학생에게 주어진 시간은 10분 미만이다. 많은 질문을 하고 꼼꼼하게 해 가도 좋지만, 교수의 외래 시간이 촉박할 수 있으므로 많은 시간을 소요하지 않기를 바란다. 그리고 가끔 환자가 질문할 때가 있는데, 자신이 아는 상황이라고 하더라도 주치의가 없는 자리에서는 섣불리 대답하지 않아야 한다. 주치의와 상의해 보고 같이 들어와서 상담하겠다고 이야기해야 한다.

환자를 다 보고 나왔으면 의사들 방으로 돌아가 보고를 하면 된다. 보통은 교수가 "Please report your patient when you are ready."라고 한다. 입원 환자를 볼 때와 다른 점은 보고를 준비할 시간이 촉박하다는 것이다. 하지만 외래 환자를 볼 때는 입원 환자보다 비교적 간단한 주 호소를 다루기 때문에 금방 적응이 될 것이다. 그리고 같은 주 호소를 가진 환자를 반복적으로 보다 보면 교수가 보고에서 어떤 정보를 원하는지 쉽게 알아낼 수 있을 것이다. 입원 환자 때처럼 교수가 환자에 대해서 질문하기도 하고, 지식에 대해서 질문할 수 있다. 이 또한 잘 대답하면 좋은 평가를 받을 수 있다. 그 후에는 환자 방으로 돌아가서 문진 결과에 관해 이야기하고 처방까지 상의한 뒤에 나오게 된다.

외래는 이 과정을 반복하면 된다. 보통 외래가 많은 과에서는 한 타임에 10~15명까지 볼 수 있고, 적은 과에서는 5명을 볼 때도 있다. 중간에 시간이 많이 뜨는 경우가 있는데, 그때도 환자와 관련된 공부를 하거나, 교수에게 질문하면 좋다. 혹은 small talk로 사교성을 보여 주는 것도 나쁘지 않다. 또한 다른 레지던트나 펠로우들이 보고할 때 유심히 들어 보길 바란다. 어떤 단어를 사용하는지, 어떤 내용을 보고하는지 적어 두고 익히면 다음에 유용하게 써 먹을 수 있다.

5. 관련 영어

이제는 환자를 볼 때 필요한 영어를 간단하게 소개하고 넘어가 볼까 한다. 환자를 볼 때 필요한 모든 영어를 이 책에서 다루기는 어렵다. 하지만 '이런 식으로 대화를 하면 되겠구나.' 하는 정도를 상상해 볼 수 있을 정도는 되었으면 한다.

1) 병원 영어 공부법

병원에서 사용할 영어 공부는 일반 회화 공부와는 조금 다르다고 생각한다. 병원에서 영어를 사용해야 할 때는 크게 문진, 환자 노트 작성, 보고 등 세 가지로 나눌 수 있다. 물론 병원 안에서 일상적인 이야기를 하며 서로를 알아가는 과정도 필요하지만, 핵심은 이 세 가지이다. 이 세 가지만 잘해도 미국 병원에서 사용하는 영어의 70~80%는 해결할 수 있다고 생각한다.

그럼 무엇을 공부해야 할까? 먼저 문진부터 알아보자. 앞에서도 이야기했지만, USMLE Step 2 CS를 공부할 필요가 있다. CS 시험은 중지되었지만, 그 중요성은 여전히 유지되고 있다. CS는 의사가 흔히 보게 되는 주 호소를 다루고 있고, 그 주 호소를 통해서 물어봐야 할 질문들을 알게 해준다. 그리고 문진 시 왜 이 질문을 해야 하는지 이해할 수 있도록 돕는다.

예를 들어 복통을 주 호소로 환자가 내원하였다고 가정하자. 그러면 pain의 characteristics, onset, location, duration, exacerbating factors, relieving factor, associated symptom & sign, severity를 물어봐야 한다. 이를 물어보는 이유는 pain의 양상을 파악해야지만 어떤 질병으로 복통이 왔는지 유추할 수 있기 때문이다.

또한 Step 2 CS를 공부하면 신체 검사를 할 때의 언어도 배울 수 있다. 예를 들어서 충수돌기염 의심 환자에게 psoas sign을 확인해야 할 때 어떻게 하는지 영상으로 공부할 수 있다. 또한 이 검사를 환자에게 요청하는 법을 배울 수 있다. "I'm going to examine your abdomen to rule out acute appendicitis. Can you lie on your left side? Please tell me if you have any discomfort." 등과 같이 간단하지만, 막상 하려면 잘 생각나지 않는 단어들을 익혀 나갈 기회이다.

그럼 어떻게 공부해 나가야 할까? 처음엔 한국형 CS인 CPX를 공부할 때도 막막한 느낌이 든다. 심지어 CS는 언어까지 다르므로 더욱 막막할 수 있다. 추천하는 방법은 review of systems부터 익히는 것이다. Review of systems는 각각의 기관계에서 나타날 수 있는 증상들을 나열해 놓은 것이다. 소화기 쪽을 예로 들면 abdominal pain, nausea, vomiting, diarrhea, constipation, black stool, hematochezia, hematemesis 등이 있다. 대부분 간단하게 "Do you have abdominal pain?" "Do you have nausea?" 등으로 질문할 수 있다. 물론 의학 용어는 일반인이 알아들을 수 있는 단어로 바꿔야 한다. Review of systems를 익히면 영어로 말하는 데 익숙해지고, 머리끝부터 발끝까지 물어보아야 할 증상들을 알게 된다. 또한 영어로 알지 못했던 단어들도 알아갈 수 있다.

그 이후에는 주 호소들을 하나씩 공부하면 좋다. 주 호소에서 물어봐야 할 질문들을 먼저 공부하는 것도 좋지만, 그 주 호소에서 나올 수 있는 differential diagnosis를 앞서 공부하는 게 좋다. 질병마다 차이를 이해하고 있어야 질문의 의도를 이해할 수 있기 때문이다.

만약 abdominal pain을 알아봐야 한다면 "Does your pain radiate to(move to) other part of your body?"라고 물어야 한다. 왜냐하면 epigastric abdominal pain으로 온 사람이 이 통증이 등으로도 방사된다고 말한다면 대동맥 혹은 이자 쪽의 문제를 의심해야 하기 때문이다. 위의 통증은 등으로 잘 방사되지 않는다. Acute pancreatitis pain radiates to back 등으로 간단하게라도 질병의 특징을 머릿속에 잘 정리해 두는 것이 좋다.

그 이후에 주 호소의 질문들을 외운다. 간단한 팁을 말하자면, 묶어서 공부할 수 있는 주 호소들은 함께 공부하는 것이 좋다. 임상에서 가장 흔하게 보는 주 호소인 통증이 바로 그 예이다. Headache, chest pain, abdominal pain, knee pain, back pain 등의 통증들은 묶어서 공부할 수 있다.

통증의 양상을 알아내는 것이 목표이기 때문에 비슷한 질문들을 하게 된다. 그 뒤에 따라오는 review of systems 질문들만 차이가 있으므로 그 것만 구분해 주면 된다. 이렇게 주 호소를 하나씩 공부하다 보면 어느새 새로운 주 호소를 공부할 때도 많은 시간이 들지 않는다.

그럼 환자 보고와 환자 기록 공부는 어떻게 해야 할까? 개인적으로 많이 사용했던 방법은 UW를 공부하는 것이었다. Step 1이나 Step 2 CK의 문제를 보면 대부분 임상 환자를 설명하는 것이다. 어떻게 보면 문제 자체가 하나의 환자 기록이라고 볼 수 있다. 특히 Step 2 CK는 환자를 더 자세하게 설명해 준다. 문제를 내기 위한 약간의 변형은 있을 수 있겠지만, 그 안에서 사용되는 단어들이나 표현들은 실제 임상에서 사용해도 손색이 없다.

내가 했던 방법은 UW 문제를 보면서 워드나 메모 앱에 직접 타이핑해 보는 것이었다. UW의 좋은 기능은 기관 혹은 과별로 문제를 묶을 수 있다는 것이다. 각각의 기관계별로 10개 이상의 문제를 적다 보면 해당 기관계에서 자주 사용하는 표현들을 찾아낼 수 있다. 그 표현들을 꼭 암기해야 한다. 또 질병이나 임상 증상에서 꼭 언급해야 할 중요한 정보들이 반복적으로 나오기 때문에 어떤 정보들을 꼭 입력해야 하는지 알 수 있다.

이후에 할 일은 UW 문제를 입으로 소리 내어 읽어 보는 것이다. 진짜 환자가 옆에 있다고 생각하고 교수나 레지던트에게 보고한다고 상상해

보아라. 그렇게 여러 번 읽다 보면 어떤 흐름으로 보고가 되는지 몸으로 이해할 수 있을 것이다. 또한 익숙하지 않은 표현도 자연스럽게 나올 수 있다.

물론 잘 안 읽히는 부분도 있을 것이다. Vital sign과 같은 경우 읽는 방법을 몰라서 읽지 못할 수 있다. 혈압의 경우에는 120/70이면 "One-twenty over seventy" 같은 읽는 방법이 있으니 찾아보아야 한다. 또한 숫자가 많아지면 혀가 꼬일 수 있는데, 이 또한 반복 연습을 통해서 익숙해지도록 노력해야 한다.

2) 환자를 처음 볼 때

기본적으로 입원 환자나 외래 환자를 볼 때는 의사가 환자의 방으로 들어가게 된다. 다른 사람의 방으로 들어갈 때는 꼭 노크한 후 들어간다는 것을 미리 알려야 한다. 처음 환자를 보게 된다면 자기소개도 꼭 해야 한다. 특히 학생의 경우에는 아직 의사가 아니기 때문에 student doctor라는 것을 알리고 환자에게 양해를 구해야 한다.

"Hi! My name is Dongwook. I go by Ray in the US. I'm a (3rd/4th) year medical student working with Dr. Chu who will be your attending physician today. Would you mind if I take your history and do physical examination before you meet Dr.

Chu?"

ⓣⓘⓟ 한국 이름은 발음하기 어려워하므로 자신의 영어 이름을 같이 말하면 좋다.

"Hi! My name is Ray. I'm a (3rd/4th) year medical student working with Dr. Chu for this (month/week)."

환자들 대부분은 의대생을 환영해 주고 흔쾌히 문진하도록 해 준다. 하지만 환자가 학생을 원하지 않을 때도 상처받지 말기를 바란다. 그리고 환자에게 병원 시스템에 대해서 알려 주는 것이 필요하다.

"Okay, I understand. However, this is a teaching hospital and there is a chain of order in which the attending physicians would like. I am happy to not see you and have the residents directly see you if you would like."

이렇게 알려 주는 이유는 환자가 다른 의대생이 문진할 때도 이를 이해하지 못하고 불만을 토로할 수 있기 때문이다. 즉 환자를 돌볼 때에 팀 차원에서 지장이 생기지 않도록 미리 알려 주는 것이다. 이렇게 한 번 환자 교육을 진행하게 되면, 환자가 다음에 학생을 만나게 되었을 때 불만이 감소하게 된다.

3) 환자를 문진할 때

환자 history taking과 physical examination은 진료의 핵심이다. 숙련된 의사의 경우에는 이 둘만을 가지고도 검사 결과 및 질병의 유무를 예측할 수 있다. 하지만 문진에 관한 모든 내용을 이 책에서 다루기에는 어렵다. USMLE Step 2 CS를 공부하면 문진에 대한 대부분은 알 수 있다. 지금 다뤄 볼 것은 문진 시에 염두해 두면 좋은 template이다. 먼저 전체적인 진료의 틀을 보자면 'S-O-A-P'로 이루어진다.

Subjective

Objective

Assessment

Plan

S는 보통 history를 하면서 환자의 말을 통해서 알아낼 수 있다. 환자가 주관적으로 느끼는 증상symptom을 알아내는 과정이다. Objective는 주로 physical examination을 통해서 알아낼 수 있는 객관적인 지표에 해당하는 것으로, vital sign 같은 것들이 이에 해당한다. 이를 바탕으로 환자가 어떤 질병을 앓고 있는지 평가assessment하게 된다. 진단을 내리기 위한 검사를 하거나, 혹은 증상이나 질병을 치료하기 위한 약이나 시술을 계획하는 과정을 plan으로 본다.

이 틀은 문진하기 위해서도 사용되지만, 환자 기록을 작성할 때와 환자

보고를 할 때도 사용된다. 이 순서를 항상 떠올리면서 머릿속을 정리하기를 바란다. 연습이 된다면 자연스럽게 문진에서 환자 노트 작성 및 보고까지 이어질 것이다.

(1) S를 채우기 위한 과정

Chief complaint, present illness, medication, past medical history, past surgical history, family history, social history, allergy, (sexual history) 등으로 이뤄진다. 여기서 가장 중요한 내용은 chief complaint 와 present illness를 알아내는 것이다. 미국에서는 이를 알아내기 위한 문진 도구로 'COLDERASS'라는 것을 많이 사용한다.

Characteristics

Onset

Location

Duration

Exacerbating factor

Relieving factor

Associated symptoms and **S**igns

Severity

주 호소마다 적용되는 부분도 있고 안 되는 부분도 있지만, 이 부분을 모두 채운다는 생각으로 문진하게 되면 빠지는 부분을 많이 줄일 수 있다.

Medication부터 sexual history까지 과정은 모든 환자에게 물어보는 공통적인 과정으로, 부록2에 첨부해 두었다. 또한 자주 사용하는 review of systems 질문들도 정리하여 부록3에 첨부해 두었으니 반복하여 읽어 보고 암기할 수 있도록 하면 좋겠다.

(2) O를 채우기 위한 과정

신체 검사를 할 때는 꼭 환자의 허락을 구해야 한다. 그리고 주 호소가 심장과 폐의 문제가 아니라고 하더라도 심장 소리와 허파 소리는 듣는 것이 좋다. 그 이후에 주 호소와 관련된 신체 검사를 진행하면 된다. 신체 검사 때 많이 사용하게 되는 문장 및 표현을 부록에 정리해 두었으니 살펴보길 바란다.

> "I will do a physical exam. Is it okay if I begin by listening to your lungs and heart?"

신체 검사 후에 환자 분께는 무엇을 발견했는지 알려 주되, 정확한 것은 교수님과 상의하고, 교수님이 오셨을 때 다시 한번 확인한다고 말씀 드린다.

- **Outpatient**

  I think you may have ___, but let me go speak with Dr. ___. He/she will make sure what I have found is correct and will further direct us in what we should do next.

- **Inpatient**

  I think you may have ___, but let me go relay my findings to the team. We will come back during the rounding and will make sure what I have found is correct. The team will further assist you in your care.

O에는 신체 검사도 있지만, 검사 결과를 확인하는 것도 중요하다. 보통 많이 언급하게 되는 검사 결과는 다음과 같은 모양을 사용해서 요약 기록한다. 모든 결과를 알고 있을 필요는 없으나 진단과 관련된 중요한 결과들은 꼭 확인하여 알아 두는 것이 좋다.

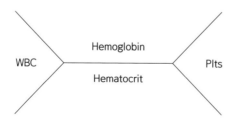

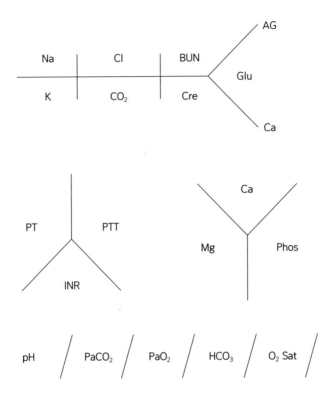

4) 환자 문진을 마친 뒤

모든 문진을 마치기 전에는 환자에게 질문할 시간을 주어야 한다. 그리고 문진을 허락해 준 환자에게 감사 인사를 하는 것이 좋다.

"Do you have any questions for me or anything you would like me to relay to the rest of the team?"

"Thanks for allowing me to speak with you and doing the exam.
It was a pleasure getting to know you."

5) 환자 기록 작성 및 환자 발표

환자 기록 작성과 환자 발표는 똑같은 준비물을 가지고 글을 쓰느냐 말로 하느냐의 차이다. 우리가 영어를 하면서 가장 안 되는 speaking과 writing이기 때문에 많은 연습이 필요하다.

개인적으로 먼저 하면 좋다고 생각하는 것은 환자 기록 작성이다. 환자 기록을 작성하면서 머릿속이 정리되고, 기록을 보면서 발표할 수도 있기 때문이다. 처음에는 기록해 둔 것을 그대로 읽을지도 모르지만, 나중에는 자신만의 발표법이 생기고 기록과는 다르게 이야기할 수 있는 능력이 생긴다. 먼저 예시를 한번 살펴보자.

"Mr. John Doe is a ____ yo male with past medical history of diabetes mellitus, hyperlipidemia, and alcohol abuse presented to hospital with epigastric abdominal pain. In ED, he was placed on NPO, received NS, and two dose of morphine for suspected pancreatitis. He was transferred to the floor last night. He still has epigastric dull pain which radiates to his back."

처음에는 보통 환자 소개를 하게 된다. 이름, 나이, 성별을 알려 주며 과거 병력을 언급한다. 보통 의심되는 질병과 관련된 과거력만 이야기하면 된다. 예를 들어서 심근 경색이 의심되는 환자라면 과거력으로 고혈압, 당뇨, 고지혈증 등을 말하면 된다. 관련이 적은 터널 증후군 같은 것들은 제외해도 무관하다. 환자 소개와 함께 주 호소를 말한다. 여기서는 epigastric abdominal pain이 주 호소였다.

입원 환자는 보통 응급실을 통해서 오기 때문에 응급실에서 어떻게 처치했는지 말한 뒤에, 그날 자기가 문진, 신체 검사한 내용을 정리해서 이야기하면 된다. 예시를 살펴보면 응급실에서 단식하고 수액을 달았으며 진통제를 주었다. 그리고 CT를 통해서 급성 이자염이라는 진단을 내린 뒤 어젯밤에 입원하였다. 오늘은 아직 복부 통증이 남아 있으며 구토 증세도 있었다. 이렇게 하는 이유는 시간 순서대로 어떤 일들이 일어났는지 자연스럽게 이해하기 위해서이다. 이후에 자신의 평가와 계획을 이야기하면 된다. 지금 여기서는 짤막하게 이야기했지만, 그렇게 계획을 짠 근거도 함께 말하면 좋다.

환자 발표는 노트와 유사하게 진행하면 된다. 여기서 잠깐 알아보고 가야 할 것은 환자 검사 결과를 말하는 방법이다. 앞선 O를 채우는 방법에서 사용한 template을 꼭 외워 두고 적어 두자. 모든 결과를 이야기하길 바라는 교수님도 있지만 필요한 결과만 말하길 바라는 교수도 있다. 각각의 스타일에 맞춰서 말하면 된다.

발표할 때는 완전한 문장으로 "Sodium level is elevated to ……."라고

말하는 것도 괜찮지만 빠르게 넘어가기 위해 "sodium, 숫자, potassium, 숫자" 등으로 검사 항목과 숫자를 짧게 말하는 것이 좋다. 영어 숫자는 말하기가 굉장히 어려우므로 숫자를 빠르게 읽는 연습도 틈틈이 해 두는 것이 좋다.

(1) 다양한 발표 스타일

이 책에서 모든 발표 스타일을 소개할 수는 없지만 대표적으로 사용하는 방법들을 잠깐 소개하고 가려고 한다. 보통은 SOAP 스타일만 하여도 클럭십을 하는 데는 충분하다고 생각한다. 하지만 클럭십에서도 필요한 상황이 올 수 있기 때문에, 그럴 때 발췌해서 읽어보고 연습하기를 바란다.

- System based presentation

System based presentation은 중환자(either medical or surgical ICU) 경험 때 많이 사용된다. 머리부터 시작해서 발끝까지 큰 신체 기능을 발표한다.

Patient is a 65-year-old male in ICU day 2 for COVID.

Vitals: Vitals stable on norepi pressor, afebrile.

General: Pt is intubated on 날짜.

Neuro: Alert and Orientation x1 when not sedated, minimal response to verbal commands.

Cardiac: Intermittent tachycardia up to 108 overnight, normal S1/S2 without murmurs.

Pulm: His vent settings are 350TV, 20 RR, PEEP 20, FIO2 65%. Crackles heard in lower lobes bilaterally. ABG shows [pH/$PaCO_2$/PaO_2/HCO_3/O_2 sat] …….

Renal: I&O was 750mL overnight and Cr is 1.2.

GI: Normal BS x4, non-tender and non-distended.

Others: Pt has a peg tube, a central line, 2 A lines …….

Suggestive plan: Plan is monitor ABG, repeat Chest XR, and wean off vent and pressor.

하지만 이 발표 방법은 미국의 학생들도 어려워하는 발표법이다. 미국에서도 학생 때는 ICU 실습을 약 2~4주 정도밖에 하지 않기 때문에, 보통은 레지던트가 되고 나서 익혀도 늦지 않을 것 같다.

- 외과 발표

어떤 과에서 실습하는지에 따라서 환자 발표 스타일이 바뀔 수도 있다. 처음에 환자를 볼 때는 대부분 내과처럼 발표한다. 반면에 외과 발표는 앞서 언급했듯 이 환자가 수술이 필요한지 여부를 확실하게 알아볼 수 있게 발표한다.

"Patient is a 50-year-old female with RUQ pain with fever that started this morning and worsened post prandial. In ED, Ultrasonography showed pericholecystic fluids and wall thickening with elevated white counts. Pertinent exam shows positive Murphy's sign. Most likely cholecystitis and warrants for laparoscopic cholecystectomy. Place patient on NPO and plan for laparoscopic cholecystectomy."

수술을 마친 환자 발표에는 complication/수술 회복에 집중한다.

The 5 W's(**Wind**: post op pneumonia/atelectasis, **Water**: UTI, **Walk**: DVT/PE, **Wound**: infection, **Wonder drugs**: halogens/anesthetics)

"This patient is post op day 1 s/p laparoscopic cholecystectomy, vitals and labs are all within normal. No fever and shortness of breath. Patient is ambulating out of bed, passed bowel movement and voided overnight. Ready for discharge."

- 산부인과 발표

산부인과 발표에서 중요한 것은 임신, 출산 그리고 유산의 횟수다. 이 정보를 빠르게 발표하는 방법은 두 가지가 있는데, 바로 GPA와 TPAL이다. 프로그램마다/주치의사마다 원하는 방법대로 발표를 준비하면 된다.

① **GPA:** Gravida (# pregnancies), Para (# of birth of viable off-springs), Abortion (# abortions)

"45 yo female G1, P2, A0 (쌍둥이) ……."

② **TPAL:** Term, Pre-term, Abortion, Living

"30 yo female obstetric history: 4-2-2-4 ……."

③ **Combined:** GPA와 TPAL 스타일을 합친 방법

"35 yo female G3, 3-0-0-3."

6. 추천서 요청하는 방법

　학생이 해야 할 일을 충실히 하고 난 뒤라면 교수에게 추천서를 요청할 수 있다. 그런데 한국의 경우에는 추천서 문화가 발달해 있지 않아 어떻게 요청해야 하는지 감이 오지 않을 수 있다. 또한 한국의 문화를 생각하면 학생이 필요한 사항을 먼저 요구하는 게 어려울 수도 있다. 그래서 어떻게 추천서를 받을 수 있는지 한번 설명해 보려 한다. 먼저 안 좋은 사례부터 보고 가겠다. 내가 플로리다에서 클럭십을 돌 때, 같은 층에서 클럭십을 도는 다른 그룹의 학생들에게 생긴 일이다.

　이 그룹의 학생들은 내과 입원 환자를 보는 실습을 돌고 있었다. 세 명의 학생으로 이뤄졌었는데, 이 중 둘은 스페인어를 잘하지 못하는 학생들이었다. 이 때문인지는 몰라도 매우 소극적이었다. 나머지 한 명은 일본계 브라질 학생이었는데 굉장히 활발한 성격이었다. 브라질에서 태어나 쭉 브라질에서 지내 포르투갈어를 유창하게 하였다. 스페인어와 포르투갈어는 비슷한 부분이 많아 어느 정도 차이가 있지만 대충 맥락은 이해한다고 한다. 플로리다의 Hialeah Hospital은 Cuban community hospital로 스페인어를 사용하는 환자들이 많이 오는 특징이 있었다. 이들을 문진하기 위해서는 스페인어가 필수적으로 필요했다.

이들의 내과 실습은 앞서 설명한 대로 이뤄졌다. 먼저 아침에 병원에 도착하면 1~2명의 환자를 배정받았다. 그 환자를 문진하고 모여 대략 10시부터 회진을 시작했다. Reporting은 환자의 방에서 이뤄졌고, 교수는 reporting을 듣고 피드백을 해 준다. "문진은 잘했는데 physical examination에서 조금 문제가 있다. 복통 환자에서는 abdomen examination은 꼭 해야 하고, tenderness나 rebound tenderness가 없는지 꼭 확인을 해야 한다." 같은 것이다.

문제는 이 과정에서 시작되었다. 소극적인 학생 둘은 스페인어를 하지 못하여 브라질 학생의 도움을 받아 문진하였는데, 그 과정에서 커뮤니케이션이 잘되지 않았는지 충분한 정보를 얻지 못하였다. 또한 교수의 피드백이 전혀 반영되지 않은 reporting을 계속하였다. 교수도 반복되는 문제에 지쳐 가는 것 같았다.

문제는 마지막 주에 터졌다. 같은 층에서 회진을 돌고 있는데, 그 교수가 화를 내면서 스테이션에 앉는 것이다. 그리고는 동료들과 스페인어로 계속 말을 주고받았다. 당시에는 어떤 문제인지 알지 못했는데, 브라질 친구에게 사건의 전말을 듣게 되었다.

해당 월 마지막 주에 교수에게 휴가 일정이 있다 보니 따로 이야기할 시간이 별로 없었다. 두 학생은 급한 마음에 회진이 끝나고 탄 엘리베이터 안에서 추천서를 요청한 것이었다. 그리하여 교수가 제대로 일하지도 못하는 학생들이 예의도 없게 엘리베이터에서 추천서를 요청하는데 어떤 교수가 추천서를 써 주겠냐며 화를 내게 된 것이었다.

이런 일은 추천서를 요청하는 방법을 모르고 간다면 당신에게도 충분히 일어날 수 있다. 이 안 좋은 사례에는 여러 가지 문제점이 있다. 첫째, 학생이 해야 할 일을 제대로 못한 점이다. 소극적인 자세도 미국에서는 좋지 않다. 둘째, 교수에게 따로 약속을 잡아 피드백을 받지 않았던 점이다. 셋째, 추천서를 엘리베이터 안에서 물어봤다는 점이다.

일단 한국 사람들의 경우에는 대체로 예의가 바른 편이고 자신의 할 일은 잘 해내는 편이라서 크게 걱정하지 않지만, 추천서를 요청하는 방법은 한번 알아 두면 좋다. 일을 잘 해내고도 추천서를 받지 못하면 너무 안타깝지 않은가?

먼저 자신이 해야 할 일을 제대로 알고 똑바로 처리하여야 한다. 캔자스에서 처음 류마티스 내과 입원 환자를 볼 때 어떤 일을 해야 할지 잘 알지 못하여 첫날 교수에게 찾아가 조언을 구한 적이 있다. "저는 미국에서 입원 환자를 처음 보는데 어떤 일을 해야 하나요? 그리고 좋은 추천서를 받기 위해서는 어떤 활동을 더 하면 좋을까요?"라고 솔직하게 물어보았다. 교수는 잠깐의 시간을 내어 나에게 구체적인 답변을 해 주었다. 류마티스 내과의 경우에는 평가와 이후 계획을 굉장히 중요하게 생각하기 때문에 문진, 신체 검사를 기본 바탕으로 계획을 짜는 데 열중하였다.

두 번째로 자신의 평가를 클럭십 중간에 받아 보아야 한다. 처음에 방향을 물어보고 갔다고 하더라도 중간쯤에는 자기가 맞는 길로 가고 있는지 확인이 필요하다. 4주의 클럭십이라면 2주 차 마지막이나 3주 차 초반에 교수에게 시간을 내줄 수 있는지 양해를 구하고 피드백을 받아보면 좋다.

플로리다에서 중간 피드백을 한번 받았었는데, 교수는 문진이나 보고는 충분히 잘하고 있다고 말해 주었고, 더 좋은 추천서를 받으려면 발표도 한 번 해 보는 게 어떠냐고 제안했다. 그래서 이후에 3주 차에 발표도 진행하였고, 이를 바탕으로 case report도 작성할 기회를 얻어 더 알찬 클럭십을 할 수 있었다.

세 번째로 추천서는 교수에게 잠깐 시간을 내 줄 수 있는지 물어본 뒤 시간 약속을 잡고 조용한 장소에 가서 요청해야 한다. 앞선 예시처럼 엘리베이터나 복도에서 추천서를 요청하는 것은 예의에 어긋난 행동이다. 또한 교수가 바쁜 외래 중간이나 회진 시간도 피하는 것이 좋다.

보통은 마지막 주에 교수에게 한가한 시간에 평가를 받아 보고 싶다고 이야기하면서 시간을 내 달라고 하면 이미 무슨 의미인지 알고 있다. 회의실 같은 조용한 장소로 이동한 뒤 정확한 피드백을 받고 이야기를 나누면서 추천서를 요청하자.

약간의 팁을 더하자면 마지막 주 중에서도 초반에 이야기를 꺼내는 것이 좋다. 마지막 주 후반에 가서 이야기하면 교수가 있었던 일들을 잊어버려 추천서의 디테일한 부분을 살리기 힘들 수도 있기 때문이다. 미리 추천서를 요청하면 적어도 마지막 주에는 학생의 활동에 신경 쓰기 때문에 더 나은 추천서를 받을 수 있다.

또한 정말 자신이 클럭십에서 잘했다고 생각하면 strong letter를 요청해 보는 것도 좋다. 요청할 때는 자신이 클럭십에서 한 활동을 근거로 삼아 얘기를 하면 된다. 예를 들어서 "저는 A라는 환자를 맡아서 케어했고, 교수님께서 어떤 질문을 던지셨을 때 대답을 잘했던 것 같다. 그리고 발표는 어떤 걸 했었고 이런 칭찬을 받았었다." 등 추천서에 들어갈 만한 내용들을 언급해 주는 것이 좋다. 또 이후에 이메일로 CV, PS와 함께 이런 내용을 정리해서 보내면 교수로서도 추천서를 쓰는 일이 한결 편해진다.

추천서는 자신이 볼 수 있는 권리를 포기하는 것이 좋다. 추천서를 미리 확인하게 된다면 매칭할 때 추천서의 신뢰도가 떨어져 큰 효력이 없게 된다. 보통은 평가해 주면서 어떤 추천서가 될 것 같다고 이야기를 해 주기도 한다.

"남동욱 학생은 내가 물어보는 어려운 질문에 대답하는 걸 보니 지식적인 측면은 아주 좋았고, 커뮤니케이션에서도 문제가 없었습니다. 그리고 환자를 대하는 태도나 배우려는 의지도 좋았어요. 다만 환자 문진이나 신체 검사에서 조금 부족한 부분이 있었어요. Strong한 추천서는 아니지만 괜찮은 추천서가 나가게 될 겁니다." 이런 식의 평가다. 그러니 클럭십 활동을 최대한 열심히 하고, 추천서를 써 주는 교수를 믿고 맡기도록 하자.

Chapter 4

USMLE 전체 스케줄

1. 학생의 USMLE 전체 스케줄

1) 1학년 직후에 Step 1을 치르는 방법

이전에 Step 1은 매칭에서 가장 중요한 부분을 차지했었다. Step 1 점수가 높으면 많은 인터뷰를 받을 수 있었고, 매칭의 확률을 높일 수 있었기 때문이다. 하지만 Step 1 공부를 학교 공부와 병행하기에는 무리가 있었다. 유급하지 않는 것이 중요한 의대 생활에서 학교 공부가 아닌 다른 공부를 하는 것이 어렵기 때문이다. 하지만 P/F로 바뀐 지금은 Step 1을 학교 공부와 병행하는 것은 좋은 옵션이라 생각하며, 개인적으로도 가장 추천하는 방법이다. 여기에는 몇 가지 이유가 있다.

첫째, Step 1 점수가 있으면 클럭십의 기회가 많아진다. 클럭십 프로그램을 찾다 보면 Step 1을 요구하는 곳이 꽤 많고, 점점 더 많아지고 있는 추세이다. Step 1을 요구하지 않는 곳으로 갈 수도 있지만, 선택지가 다양하지 못하다. 지역 또한 마음대로 고르지 못한다. USCE를 설명할 때 언급했듯 내가 살고 싶은 지역으로 가보는 것이 좋다고 생각한다. 그 지역의 병원에서 좋은 추천서를 받게 된다면 그곳으로 매칭될 확률도 높일 수 있다. 그렇게 하기 위해서는 선택지를 늘려 둘 필요가 있다.

나의 경우에는 애틀란타 쪽에 매치가 되고 싶었다. 한인의 비율도 꽤 있고, 날씨도 나쁘지 않으며, 물가도 높지 않기 때문이다. 그래서 매치를 시도하기 전에 클럭십을 가서 병원과 함께 애틀란타 자체를 경험해 보고 싶었다. 애틀란타에는 남부에서 유명한 에모리대학교가 있고 그에 딸린 대학병원이 있다. 개인적으로 이 대학병원에서 클럭십을 하고 싶었는데, 병원에서 당시에 Step 1 점수를 요구하였다. 공부는 하고 있었지만 Step 1 점수를 받지는 못하여 지원하지 못했다. 굉장히 좋은 기회를 놓친 것이었기에 조금은 안타깝게 생각하고 있다.

둘째, 클럭십에 가서 더 잘할 수 있는 가능성이 커진다. 클럭십 프로그램에 가서 느꼈던 것은 교수가 학생들에게 많은 관심을 가지고 질문을 많이 한다는 것이었다. 질문의 주된 내용은 USMLE Step 1에서 나온다.

알레르기 내과에서 실습을 돌 때의 일이다. 교수는 ACEi를 쓰는 사람에게서 왜 anti-histamine을 써도 기침을 줄이는 데 효과가 없는지에 대해서 질문했다. 이는 임상적인 내용이 있기는 하지만 약의 기전을 물어보는 기초의학 내용이었다. 당시에 Step 1 공부를 하고 있었기 때문에 ACEi의 메커니즘에 대해서 설명하고, 기침의 원인이 bradykinin이라는 물질 때문이라고 설명했다. 그래서 anti-histamine을 쓰는 것은 효과가 없다고 얘기하니 교수로서는 굉장히 좋은 인상을 받은 것 같았다. 알레르기 내과에서 2주 있으며 3~4일밖에 만나지 못했지만 좋은 평가를 주었고, 다른 알레르기 내과 교수들과 함께 흔쾌히 추천서를 써 주었다.

셋째, 매칭 준비에 더욱 신경 쓸 수 있다. 매칭은 시험만 치른다고 되는 것이 아니다. 매칭을 위해서 따로 준비해야 할 것도 만만치 않다. 뒤쪽에서 자세하게 설명하겠지만, 가고 싶은 병원, 매칭이 될 가능성이 큰 병원 등등을 조사해서 정리해 두어야 하고, 순위를 정해 둬야 한다. 또한 PS와 CV를 작성하고 내용을 숙지해 두어야 한다.

매칭 때 필요한 서류들을 학교에서 받아 제출해야 하고, 미국 병원에서 추천서를 받은 게 있다면 시간에 맞춰 업로드해 달라고 부탁해 두어야 한다. 게다가 인터뷰를 빠르게 받는다면 10~11월에도 할 수 있기 때문에 인터뷰 준비도 확실하게 마쳐 두어야 한다. 잘 나오는 질문만 정리하더라도 적어도 50개 정도의 질문이 있으므로 준비할 양이 꽤 방대하다.

시험을 학생 때 끝내지 못하고 졸업한다면 매칭 준비와 시험 준비를 함께해야 한다. 물론 집중해서 빠르게 시험을 마치고 매칭 준비를 이어나갈 수 있지만 쉬는 것은 불가능에 가깝다. 이런 스케줄은 체력적으로도, 정신적으로도 힘든 부분이 있기 때문에 미리 학생 때 시험을 끝내는 것이 매칭에 유리하다고 생각한다. 스케줄을 자세히 들여다보자.

본과 1학년	본과 2학년	본과 3학년	본과 4학년		매칭 준비
Step 0 바로 시작	본과 1학년 이후 Step 1	CV 및 PS 준비하기	Clerkship(1) 갔다 오기	Clerkship(2) 갔다 오기 +Step 3 치기	
	Clerkship 신청(1)	Clerkship 신청(2)	국시 및 Step 2 CK		

위 그림은 학생 때 USMLE를 끝내기에 가장 최적화된 스케줄이다. 본과 1학년을 마친 이후 Step 1을 끝내고, 본과 3학년 겨울 방학이나 본과 4학년에 첫 클럭십을 간다. Step 2는 국시 기간에 공부하여 국시 전후로 마친다. 국시 이후에 클럭십을 한 번 더 갈 수 있다면 두 번 혹은 세 번의 클럭십을 가게 된다. 이 클럭십에서 가능하다면 연이어 Step 3를 마치고 오는 것도 좋다. 이후에는 매칭 준비에만 몰두하면 된다. 세세한 스케줄을 한번 체크해 보도록 하자.

(1) USMLE 시험 측면

가장 먼저 해야 하는 것은 Step 0이다. Step 0는 ECFMG에 나를 인증하는 과정이다. 시험 공부만 하더라도 힘든 과정인데, 시험 치기 전에 꽤 진을 빼놓기 때문에 최대한 빨리해 두는 것이 좋다. 이 과정을 빠르게 끝내야만 시험에 온전히 집중할 수 있으며, 내가 원하는 날짜에 시험을 예약할 수 있다.

의대나 의전원생 모두 통일해서 본과 1학년 기준으로 설명하겠다. 본과 1학년은 돌이켜 봐도 의대 생활 자체만으로도 힘들다. 엄청나게 많은 수업을 복습하기에도 벅찬 하루일 것이다. 하지만 빡빡한 생활에서도 USMLE 공부를 할 수 있다고 생각한다. 미국 학생들은 상대적으로 여유로운 측면이 있기는 하지만 비슷한 스케줄을 소화한다. 그런 와중에 2학년 기초의학을 마칠 때쯤에는 Step 1 시험을 대부분 통과한다. 우리나라 학생이라고 못할 것은 무엇인가?

추천하는 방법은 B&B를 학교 공부의 예습이나 복습하는 용도로 사용하는 것이다. 미국의 기초의학에서 중요한 부분이 조금씩 다를 수는 있지만 한국의 기초의학과 크게 다르지 않기 때문에 충분히 병행할 수 있다. B&B에서 들은 내용은 FA 책에 필기하여 단권화하는 것이 좋다.

UW Step 1은 3,400개가 넘는 문제가 있다. 그리고 문제마다 자세한 해설이 달려 있다. UW를 공부한다는 의미는 문제를 푸는 것도 있지만, 해설을 공부하면서 각 답지의 정답과 오답의 이유를 공부하는 것이다.

앞서 살펴보았던 미국 학생의 스케줄을 다시 보면 약 160문제를 풀고 족히 2시간은 복습하였다. 하지만 개인적으로는 더 오래 걸렸던 것 같다. 시험과 똑같이 1시간 시간 제한을 두고 40문제를 풀었다. 세트 수는 3세트 정도를 하루에 풀고 복습하였다. 1세트를 복습하는 데 약 1시간씩 걸렸던 것 같다.

복습은 UW의 해설을 먼저 자세하게 읽고, 내가 왜 틀렸는지를 정확하게 이해하려고 했다. 지식이 부족해서 틀린 것인지, 문제의 의도를 잘못 파악했는지, 헷갈리는 질병을 구분하지 못해서인지 알아야 내가 더 공부해야 하는 부분을 알 수 있다. 이런 부분들을 알아낸 뒤에 FA에서 필요한 부분을 찾아서 읽었다. Pathoma도 이용했기 때문에 같은 내용을 거기에서도 찾아보았다. 그리고 FA에 없는 내용이라면 해설과 Pathoma의 내용을 최대한 FA에 옮겨 담아 단권화되도록 하였다.

이렇게 UW는 꽤 오랜 시간을 투자해야 하는 것이기 때문에 방학을 이용해서 집중해서 공부하는 것이 좋다. 건대 의전원에서는 약 6주간의 방학이 주어졌으므로 계산해 보면 '4주=28일×120문제=3360문제'가 된다. 즉 3세트씩 푼다면 거의 UW 1회 독이 가능하다는 것이다. 여유가 된다면 학기 중에 B&B와 병행해도 좋다.

그리고 본과 1학년이 끝나는 겨울 방학에 UW를 마지막으로 보고 시험을 치르면 된다. ECFMG의 시험 eligibility에 들어가 보면 의대에서 최소한 2년을 보내야 한다고 나와 있지만, 뒤에 단서 조항이 붙어있다. 이 2년의 의미는 기초의학을 마치는 시점이라고 한다. 실제로 ECFMG에 문의하였더니 1학년에 기초의학이 끝나게 되면 1학년 이후에 시험을 치를 수 있다고 답변받았다.

이렇게 일찍 Step 1을 치게 되면, Step 2 CK를 언제든지 칠 수 있는 장점이 있다. 내가 생각하는 최적의 시기는 국시 공부 기간에 UW를 바짝 공부하여 시험을 치르는 것이다. 하지만 공부는 언제든지 가능하다.

2학년 임상을 배울 때 Step 1과 마찬가지로 배우는 파트를 함께 공부해도 좋다. 한국의 임상과 미국의 임상에서 중요하게 생각하는 부분이 조금 다를 수는 있겠지만, 전반적인 내용이 크게 다르지 않아 수월하게 공부할 수 있을 것이다. 또한 Step 1의 내용이 기억에 있는 상태에서 Step 2를 공부하면 시간을 단축할 수 있다. 이때는 UW보다는 교과서와 Online Med Ed를 이용하여 지식을 다져 놓는 것이 더 좋다.

임상 실습을 하면서도 충분히 Step 2를 공부할 수 있다. 3학년 때 임상 실습에 나가서 자기가 몸담은 파트의 공부를 병행하게 되면, 책의 내용과 실제 임상 현장이 연결되기 때문에 큰 도움이 된다. 보통 3학년 때는 흔히 말하는 내외산소, 즉 내과, 외과, 산부인과, 소아과 그리고 몇몇 다른 과들을 돌게 되는데, 이 과들은 Step 2의 핵심 주제이기도 하다. 실제 검사와 시술 및 수술을 경험하면서 공부하면 머리에 쉽게 남고 기억이 훨씬 오래간다.

실습을 시작하면서부터는 시험과 유급의 걱정이 조금은 줄어들기 때문에 문제은행을 사서 시작해도 나쁘지 않은 시기이다. 미국 학생의 경우에는 보통 3학년이 끝나고 Step 2 시험을 친다. 다만 우리는 고득점을 노려야하므로 좀 더 집중할 수 있는 시기가 필요할 것 같다.

국시 준비 기간에는 꼭 문제은행을 사서 공부하기를 바란다. 이때는 미국 학생의 dedicated period처럼 공부하여 CK 시험을 준비하면 된다. 앞서 말했듯 미국과 한국의 임상 의학은 큰 차이가 없기 때문에 CK 공부가 국시 공부라고 해도 과언이 아니다. 오히려 CK의 문제들이 국시 문제보다 까다로운 측면이 많다. 문제의 길이도 길고, 한 번 더 생각해서 답을 내야 하는 것들이 꽤 많기 때문에, CK를 충분히 공부한다면 국시도 쉽게 통과할 수 있을 것으로 생각한다.

이때 공부하면 좋은 점은 집중하기 수월하다는 부분이다. 일단은 특별한 스케줄이 없는 기간이 굉장히 길어서 적어도 2~3달은 집중할 수 있다. 혼자서 공부하기 힘든 사람들도 옆에 동기들이 있으면 마음을 다잡고 공부할 수 있는 장점이 있다.

(2) 클럭십 측면

앞서 USMLE 시험 측면에서 스케줄을 살펴보았다면, 이번에는 클럭십 측면에서 살펴보겠다. 클럭십은 계속 강조한 것처럼, 학생 때만 갈 수 있는 기회이기 때문에 꼭 잡아야 한다.

클럭십은 1년 전부터 준비하는 과정이다. 보통 선착순으로 클럭십 학생들을 받기 때문에 자리를 선점해 두는 것이다. 앞서 에모리대학교의 예를 살펴본 것처럼 준비해야 할 것들이 많으므로 미리 조금씩 해 두는 것이 좋다. 준비해야 하는 서류들은 병원마다 다르므로 각 대학 홈페이지에서 확인하거나 클럭십 담당자와 이야기하는 것이 정확하다.

클럭십 경험은 많으면 많을수록 좋다. 처음 갔을 때 적응하지 못해 실습을 잘하지 못했다면, 오히려 그 경험을 발판으로 삼아 두 번째, 세 번째는 조금 더 수월하게 할 수 있다. 그러면 자연스럽게 좋은 추천서를 받을 기회도 늘어난다.

학생 때라면 세 번 정도 기회가 있다. 첫 번째는 3학년이 끝난 겨울 방학 때, 두 번째는 학교마다 다르거나 없을 수도 있지만 특성화 실습 기간 때, 마지막으로 국시를 마치고 나서 졸업 전에 한 번 더 갈 수 있다. 적어도 두 번은 가보는 것이 좋다. 클럭십을 가기 전에는 앞서 나왔던 병원 영어 파트를 공부하고 가면 수월할 것이다.

국시를 마치고 가는 클럭십에서는 Step 3에 한 번 도전해 볼 만하다. Step 2를 국시 준비 기간에 공부하여 국시 전후로 시험을 마친 사람이라면, Step 3에 적응하는 게 어렵지 않다. CCS case만 집중해서 준비해서 간다면 두 달 안에 시험을 치를 수 있을 것으로 생각한다. 이렇게 준비한다면 졸업 후 얼마 지나지 않아, 완벽하게 매칭 준비가 끝나게 된다.

2) 3학년 때 Step 1을 치르는 방법

본과 1학년	본과 2학년	본과 3학년	본과 4학년	
		• Step 1 시험 • CV 및 PS 준비하기	Clerkship(1) 갔다 오기	Clerkship(2) 갔다 오기 +Step 3 치기 → 매칭 준비
	• Clerkship 신청(1) • Step 0 바로 시작	Clerkship 신청(2)	국시 및 Step 2 CK	

미처 1학년 때부터 준비하지 못했더라도 학생일 때 시작하고 싶은 사람이 있으리라 생각한다. 그렇다면 적어도 3학년 때부터는 USMLE를 준비하는 것이 좋다. 빠르면 빠를수록 좋다. 4학년 때 준비하는 것도 나쁘지 않지만, 3학년 때 Step 1을 치면 클럭십의 기회를 늘릴 수 있다. 만약

클럭십 지원 시에 Step 1을 미처 통과하지 못했다면, 이 점수를 요구하는 학교에 특정 날짜에 시험을 칠 것이고 클럭십 전에 결과를 제출하겠다고 말하면 된다.

4학년 때는 매칭에서 비중이 높아질 것으로 예상되는 Step 2 CK를 공부해야 한다. 앞에서 강조했듯 국시 준비 기간이 Step 2 CK를 준비할 수 있는 최고의 기간이다. 1학년 때 했던 Step 1 과정이 본과 3학년 중간에 끼어들게 되면 서류 준비와 함께 시험 준비를 해야하므로 과정이 조금 더 힘들어진다. 하지만 개인적으로는 충분히 할 수 있는 과정이라고 생각한다.

다른 학교들은 어떤지는 모르겠지만 나의 3학년 실습 과정은 1, 2학년의 공부보다는 조금 더 수월하게 느껴졌다. 조금 더 일찍 일어나서 병원에 도착하고 준비해야 할 과정들은 있었지만, 일과 중간에도 쉴 수 있는 시간이 있었고 일과를 마치고 나면 할 일이 생각보다 많지 않았다.

이때 모자란 공부를 할 수 있는 시간적 여유가 생겨 Step 2 CS를 공부하였다. 그리고 3학년이 끝나고 설 연휴 기간에 미국에 가서 실습 시험을 치르고 왔다. Step 1이 P/F가 되면 3학년 때라도 충분히 준비할 수 있을 것으로 생각한다.

이렇게 스케줄을 짰을 때 1학년부터 준비했던 사람에 비해서 3학년부터 준비하는 사람은 많이 바쁘고 힘들겠지만, 졸업 전후로 매칭 준비가 거의 끝나는 것은 마찬가지이다.

2. 졸업생의 USMLE 시험 스케줄

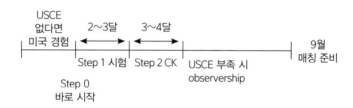

1) YOG 관리 및 USMLE 시험

졸업생일 경우 신경 써야 할 것이 하나 생긴다. 바로 YOG이다. Year of graduation이라고 하는데, 졸업하고 나서 얼마의 시간이 지났는지 나타내 주는 것이다. 예를 들어 어떤 의사가 2020년도에 졸업했는데, 2022년에 지원하여 2023년에 매칭되었다고 하면, '2023-2020=3'이라는 계산을 통해 YOG가 3이 된다.

미국 병원은 전 세계에서 application을 받게 된다. 병원마다 차이는 있겠지만 30명을 뽑는다고 가정한다면 적어도 수천 개의 application을 받는다. Program director도 사람이기에, 짧은 시간 안에 모든 지원 서류를 확인할 수는 없다. 대략 프로그램에 맞는 지원자를 뽑기 위해서 서류를 걸러내는 프로그램을 사용한다고 알려져 있다.

대표적으로 Step 1, 2의 점수와 YOG가 이때 사용하는 기준이다. YOG 5까지는 매칭에 크게 영향을 끼치지 않는다는 사람들도 있다. 하지만 그이상일 때는 아예 지원받지 않는 프로그램도 많고 걸러질 가능성이 크기 때문에 조심해야 한다.

YOG가 긴 사람일수록 그 기간에 무엇을 했는지 잘 설명할 수 있어야한다. 공백기를 제대로 설명하지 못한다면 매칭되지 않을 확률이 크다고알려져 있다. 예를 들어 인턴, 레지던트를 하고 전문의가 되었다거나, 군복무를 했다거나 하는 명확한 이유가 있으면 좋다. 인터뷰 때 레지던트를했는데 왜 다시 미국에서 트레이닝을 받고 싶냐고 물어볼 확률이 높다.

요점은 YOG를 최대한 줄여서 가는 것이 좋다는 것이다. USMLE를 아예 생각도 하지 않다가 생각하는 사람들이 해야 할 것들이 매우 많기 때문에 빠르게 진행하는 것이 좋다. 특히 YOG가 5년에 가깝다면 최대한 빠르게 Step 1을 통과하는 것이 좋다.

그리고 Step 2 CK까지도 빠르게 진행하여, 지원을 하기 전에 certificate를 받아 놓아야 한다. 공부의 흐름을 깨뜨리지 않으며 최대한 Step 1의 내용이 머릿속에 남았을 때 봐야 한다. Step 2의 문제 중에는 Step 1만 공부하더라도 풀 수 있는 내용이 다수 포함되어있다. Step 1과 Step 2 사이의 기간이 너무 길다면, 기초의학 문제도 놓치게 되고 YOG도 길어질 가능성이 있으므로 최대한 붙여서 공부하길 바란다.

졸업한 사람 중에는 기초의학이 기억나지 않아 고생하는 사람들도 많다. Step 1의 기초의학이 너무 적용되지 않는다면 Step 2부터 공부하는 것도 하나의 방법이다. Step 2는 수련받은 사람들이 더 잘 치는 경향이 있다. 왜냐하면 실제로 임상에서 겪었던 일들이 글로 나와 있기 때문이다. 그렇기에 Step 2 CK로 먼저 적응한 뒤 Step 1으로 이어가는 것도 나쁘지 않은 선택이다.

2) USCE 관리

미국에서 한 번도 병원 생활을 해보지 않았다면 옵저버십을 통해서 미국을 경험하는 것이 가장 우선이라고 생각한다. 한국 병원 생활에 질린 사람도 있을 것이고 미국 병원에서 해 보고 싶은 일이 있는 사람, 혹은 자녀의 교육을 위해서 미국으로 이민 가는 사람 등등 다양한 이유로 미국을 선택할 것으로 생각한다. 하지만 고생해서 USMLE를 치르고 매칭까지 되었는데 미국 생활을 잘 견디지 못한다면 소중한 시간과 돈이 낭비된다. 또한 옵저버십을 간 김에 미국 추천서를 받아오면 매칭을 하는 데 도움이 될 것이다.

만약에 처음 옵저버십을 통해서 미국 생활이 괜찮다고 느꼈다면 매칭 전 7~9월 즈음에 다시 한번 옵저버십을 가서 부족한 USCE를 채우길 바란다. 같은 병원에서 여러 달 일하게 되면 교수와도 친분이 생기고 일하는 법도 알게 되어 좋은 추천서를 받기 쉬워진다. 추천서 업로드 절차도 미국에 있으면 직접 이야기하면 되기 때문에 편하다.

그리고 인터뷰 메일이 미국 기준 낮에 오기 때문에 스케줄 잡는 것도 편하다. 인터뷰를 위한 항공 비용도 한국에서 출발하는 것보다는 저렴할 것이다. 이렇게 옵저버십을 하면서 매칭 인터뷰까지 할 수 있으면 금상첨화이다. 인터뷰는 큰 이벤트이기 때문에 실습 도중에 양해를 구하면 인터뷰에 갈 수 있게 해 준다. 미국에서 지내다 보면 자연스럽게 영어도 익숙해지기 때문에 인터뷰를 할 때도 도움이 될 것이다.

3) 학생이 살리기 어려운 강점 살리기

졸업하고 의사 생활을 하다가 미국을 선택하는 사람들은 자신만의 강점이 있는 경우가 많다. 예를 들어 교수 생활을 하다가 미국에 가는 사람은 이때까지 써둔 논문과 자신의 환자군이 강점일 수 있다. 이번 팬데믹 기간에 공보의였다면 코로나 사태 때문에 겪은 생활을 강점으로 내세울 수도 있을 것이다. 레지던트를 마친 사람은 전문의 생활의 경험이 있기에 또 다른 강점으로 부각할 수 있다.

YOG가 큰 장벽이 될 수 있지만, 매칭이 불가능한 건 아니다. 자신만의 강점을 살려서 CV 혹은 PS에서 어필해 보는 것을 추천한다. 공부하기가 어려워 USMLE 점수가 조금은 낮을 수도 있지만, 자신만의 강점을 살려서 매칭에 성공하는 사람을 여럿 보았다.

하나의 팁을 말하자면, 논문을 많이 낸 사람은 NIW national interest waiver라는 과정을 통해 USMLE를 준비하면서 영주권을 얻기도 한다. NIW는 미국에서 필요한 인재를 끌어오기 위한 이민 정책 중 하나이다. 상대적으로 짧은 기간에 영주권을 받을 수 있는 프로그램이고, 과학, 기술 등의 전문 분야를 가진 사람들이 많이 신청한다. 의사도 이 프로그램을 통해서 영주권을 많이 받는다고 알고 있다. 비자 문제가 해결된다면 시험 점수 또한 이득을 볼 수 있다.

이렇게 학생들이 살리기엔 어려운 강점들을 하나씩 살려간다면, YOG가 높다 하더라도 매칭에 성공할 수 있을 것이라 본다.

4) 군대는 어떻게 해결해야 할까?

대한민국 남자라면 누구에게나 있을 법한 고민이다. 군대 문제, 남성이라면 피해갈 수 없는 문제이다. USMLE를 치고 미국으로 나가려는 사람의 군대 선택지는 certificate 여부로 구분할 수 있을 것 같다.

(1) USMLE를 학생 때 마무리한 경우

USMLE를 먼저 마무리한 경우라면 Step 2 CK까지 마치고 certificate를 받은 상황이라고 볼 수 있다. 이 경우엔 복무 기간을 줄이는 것이 좋다. 일반 군대나 카투사의 경우 복무 기간이 1년 6개월로 상대적으로 짧고,

3월에 입대하면 다음 해 8월에 제대할 수 있으므로 선택지가 많아진다.

매칭에 곧바로 도전해 볼 수도 있고, 일반의로 일하며 미국에서 생활할 자금을 모은 뒤 그다음 해에 바로 매칭에 도전해 볼 수도 있다. 공보의로 얻을 수 있는 것이 자금과 공부 시간인데, USMLE를 학생 때 마쳤다면 공보의로 가는 장점이 사라진다. YOG만 길어지고 의욕이 떨어질 가능성도 있기 때문에 일반 군대로 가는 것을 추천한다.

복무 기간을 줄이게 되면 YOG를 줄일 수 있다. 예를 들어 2020년에 졸업 후 2월이나 3월에 군대에 가게 되면 2021년에 전역하고 2021~2022년 매칭에 지원해볼 수 있다. 그러면 YOG는 2가 된다. 공보의 최소 YOG 3보다 1이 적은 수치이다. 큰 차이가 나지 않는다고 생각할 수 있다. 하지만 병원에서는 YOG가 적으면 적을수록 레지던트를 원활하게 마칠 가능성이 크다고 인식하고 있어 숫자 1의 차이가 크게 다가올 수 있다.

일반 군대로 갔을 때는 의사 면허가 있기 때문에 보통은 특수성을 인정하여 의무병으로 가는 경우가 많다. 상대적으로 편한 자리이기 때문에 이 선택지도 고려해 볼 필요가 있다. 카투사는 일생에 단 한 번만 신청이 가능하고, 10:1 이상의 경쟁률을 뚫어야 한다는 어려움이 있다. 하지만 카투사가 된다면 다른 선택지를 고려할 필요도 없이 카투사를 가는 것이 좋다고 생각한다.

일상 영어를 익힐 기회를 얻을 수 있고, 미군과 일했다는 것은 CV에서 커다란 이점이 될 수 있다. 또한 의사 면허 및 USMLE certificate를 이용해 미군 부대 내의 병원에서 일하게 된다면 금상첨화이다. 병원 내 미국 의사에게서 추천서를 받을 기회도 얻게 된다.

(2) USMLE를 하나도 치지 않은 경우

USMLE를 치지 않은 사람의 경우 고득점을 최우선 목표로 삼아야 한다. 그렇기 때문에 공부하기 어려운 일반 군대보다는 공보의를 선택하는 것이 좋다. 지소마다 차이가 있긴 하지만 대체로 환자가 많지 않아 공부 시간 확보가 가능하다.

또한 일정 수준의 월급을 받는 것도 큰 이점이다. USMLE 시험 비용이 만만치 않기 때문이다.

하지만 카투사가 된다면 고민할 것 같다. 카투사의 경우 일과를 마친 뒤 공부할 수 있는 시간이 어느 정도 주어진다고 한다. 그리고 복무 기간의 단축, CV의 이점, 미군 내 병원에서 일할 가능성을 생각한다면 카투사 쪽이 조금 더 낫다고 생각한다. 이는 개개인의 상황에 맞게 선택하면 될 것 같다.

Chapter 5

매칭 스케줄

1. 매칭 타임라인

매칭은 한두 달 만에 끝나는 짧은 과정이 아니다. USMLE 시험은 매칭의 필수 요소인 certification을 받는 과정이고, 이 시험을 끝냈다고 하더라도 적어도 반년 이상이 걸리는 작업이다. 그러므로 매칭 스케줄을 어느 정도 알고 있어야 나의 타임라인을 잡아나갈 수 있다.

1~4월	CV와 PS 초고 작성 시작 MSPE 만들기 시작
4~6월	CV와 PS 계속 수정 Letter of recommendation 받아 두기
6~8월	프로그램 정리, application deadline 정리 ERAS application
8~9월	9월 1일에 MyERAS에서 application 병원에 보내기 시작 9월 말에 병원으로 일괄 전송
10월	인터뷰 날짜 잡기

11~2월	인터뷰
1~2월	2월 1일에 ranking open 시 rank order list 작성
3월	매치 발표

가장 중요한 시기는 6월 말부터 시작된다. 6월 말이 되면 MyERAS를 통해서 나의 지원 서류를 업데이트할 수 있게 된다. ERAS는 Electronic Residency Application System의 줄임말로, 내 지원 서류를 모아 놓는 곳이라고 생각하면 된다. 지원 서류는 CV, PS, MSPE, LOR 등이 있는데, 이것들을 미리 준비해 두어야 한다.

학생 때 시험을 모두 치르고 certification을 받아 두었다면, 1~6월까지 상당히 시간이 많은 편이다. Step 3만 치르면 USMLE 관련 시험은 모두 끝나게 되고, 남은 시간을 인터뷰 준비 및 서류 준비에 할애할 수 있다.

그리고 다음 중요한 시기는 9월인데, ERAS를 통해서 내가 원하는 프로그램에 4주 동안 지원을 하는 시기이기 때문이다. 높은 점수를 맞은 학생들은 정말 가고 싶은 프로그램에 100개 정도 지원하기도 하는데, 한국 의사들의 경우에는 평균 200~300개 정도의 프로그램에 지원한다. 이렇게 지원서를 내놓아도 병원에서는 아직 지원 서류를 받지 못한다. 왜냐하면 서류들은 9월 말에 일괄적으로 병원으로 보내지기 때문이다. 택배들이 물류 창고에서 보내질 날을 기다리고 있는 것에 비유할 수 있다.

이후 병원에서는 지원 서류를 살펴보고 마음에 드는 지원자가 있다면 인터뷰를 제안하게 된다. ERAS에서 서류가 보내는 날이 9월 말이기 때문에 빠르면 10월 초에 인터뷰를 받게 된다. 길게는 1월까지 인터뷰를 다닐수 있다. 인터뷰가 끝나게 되면 지원자들은 각자 다녀온 인터뷰 중에 괜찮다고 생각하는 병원의 순위를 매기게 되고, 병원 또한 지원자의 순위를 매긴다. 그리고 ECFMG가 만든 프로그램에 의해 지원자의 순위와 병원의 순위를 매치 시켜 준다. 이 알고리즘은 지원자가 최대한 많이 매치될수 있도록 고안되어 있다고 한다.

3월에는 매치 결과가 발표된다. 첫 메일은 매치 여부를 알려 주게 된다. 매치가 되었다면 며칠 뒤에 어느 병원으로 매치가 되었는지 다시 한번 메일로 알려 준다. 이 메일을 받았다면 미국에서 수련받는 것이 확정된다. 수련의 시작이자, USMLE의 끝이 다가오는 것이다. 이것이 대략적인 매칭 타임라인이다. 이를 대략적으로라도 알아 두고 시험을 준비하는게 중요하다.

2. 매칭 준비

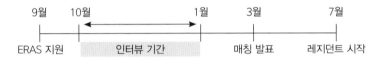

이번에는 9월에 ERAS에서 지원하기 전에 해야 할 일들을 알아보고자 한다. 크게는 1) 지원할 병원 알아보기, 2) 인터뷰 준비, 3) CV/PS 작성, 4) 추천서와 MSPE 준비가 있다. 학교 학점 등 자잘한 서류들도 준비해야 하지만 중점적으로 세 가지에 대해서 알아보려 한다.

1) 인터뷰 전에 준비할 것들

(1) 지원할 병원 알아보기

지원하기 전에 먼저 미국의 병원에 대해서 알아보고 가야 한다. 미국의 병원 프로그램은 크게 University program, University affiliated program 그리고 Community based program으로 나눌 수 있다.

University program은 말 그대로 대학병원이다. 건국대학교병원처럼 대학을 근거지로 한 병원이다. 이런 대학병원의 특징은 과가 다양하다는 것이다. 이렇게 과가 다양하기 때문에 펠로우십 기회가 많다.

우리가 알고 가야 하는 것은 환자군이다. 대부분 대학병원은 연구 중심으로 돌아가기 때문에 희귀한 케이스를 많이 볼 수 있다. 이 케이스를 바탕으로 세부 전공인 펠로우를 지원하기도 쉽다. 하지만 희귀한 케이스가 많고 학문 위주의 시스템이다 보니 흔한 질병군에 대한 경험이 다른 프로그램보다 적을 수 있다. 그래서 대학병원이 아닌 종합병원에서 일하거나, 개인 병원을 차릴 때 어려움을 겪을 수 있다.

University affiliated program(university based)은 대학병원이 연계된 병원이라고 생각하면 된다. University program만큼 희귀한 케이스를 많이 볼 수 있는 것은 아니지만, 다양한 케이스를 익혀 나갈 수 있는 것이 장점이다. 대부분 교수들도 대학병원에서 근무하기 때문에 학문적인 지식과 경험이 탄탄하다. 대학병원 근처에 다수 분포하고 있어, community program보다는 연구에 접근하기 쉽다. 다만 university program보다는 상대적으로 어렵다.

Community program은 말 그대로 지역병원이다. 대학과 연관성이 적기 때문에 학문적인 것보다는 실용적인 측면이 강한 프로그램이다. 대부분 community program들은 대학병원 근처에 있지 않아서 연구에 접근하기가 어렵다. 그리고 지역병원이다 보니 그 지역 고유한 특성의 케이스를 많이 보게 된다.

Community program에서 잘 살펴봐야 할 부분은 자금이다. 왜냐하면 자금에 따라서 어려운 케이스를 볼 수 있는지 없는지 정해지기 때문이다. 자금이 부족한 병원의 경우에는 어려운 케이스를 끌고 갈 여력이 없어 다른 병원으로 보내는 경향이 있다.

(2) 레지던트 프로그램 스케줄

미국 프로그램 스케줄에 대해서 잠깐 설명하고 넘어가려 한다. 레지던트 프로그램을 검토하고 비교할 때, 교육받는 입장에서 중요한 것 중 하나는 스케줄이다. 스케줄을 살펴보다 보면 그 프로그램이 어떤 것을 중점적으로 가르치는지 알 수 있다. 대표적인 스케줄 형태는 전통적인 형태와 X+Y 스케줄 두 가지이다.

– 전통적인 스케줄

전통적인 스케줄은 입원 환자를 맡은 주에, 일주일에 한 번씩 오후에 외래 진료를 보게 된다. 이 스케줄의 장점은 다양한 환자 케이스를 볼 수 있고 나의 환자 그룹을 만들어서 장기적으로 관리할 수 있다는 점이다. 단점은 입원 환자와 외래 환자를 동시에 봐야 하기 때문에 입원 환자에게 문제가 생기면 클리닉에서 다시 병원으로 돌아가 해결해야 한다는 점이다. 외래 환자가 남았다면 다시 클리닉으로 돌아가 외래를 이어나가야 한다. 클리닉과 병원이 멀리 있다면 운전을 여러 번 해야 하는 번거로움이 있다.

– X+Y 스케줄

X+Y 스케줄은 입원 환자와 외래 환자를 각각 다른 주에 나눠서 보게 된다. 프로그램마다 X, Y의 숫자는 다를 수도 있다. 예를 들어 4+1 스케줄이라고 한다면 4주 동안은 입원 환자를 보고, 1주 동안 외래에서 환자를 본다. 장점은 입원 환자와 외래 환자를 각각 다른 주에 보기 때문에 집중해서 일할 수 있다는 부분이다. 단점은 외래가 규칙적으로 열리지 않기 때문에 나만의 환자군을 만들고 장기적으로 관찰하는 것이 어렵다는 점이다. 요즘은 전통 스케줄보다는 X+Y 스케줄로 많이 바뀌는 추세다.

– Elective 스케줄

Elective 스케줄이라는 것은 program 안에서 제공하는 스케줄 외에 내가 원하는 과에 가서 트레이닝받는 것을 의미한다. 프로그램마다 elective 스케줄을 많이 제공하는 곳이 있고, 적게 제공하는 곳이 있다. 내가 가고 싶은 특정 펠로우십이 있다면 elective로 그 과에 가서 트레이닝받으면 된다. 나의 경우에는 내과 이후에 sports medicine을 하고 싶으므로 그쪽 관련 elective 스케줄을 짤 예정이다.

(3) 레지던트 프로그램 찾는 법

ERAS에 지원서를 업로드하기 전에, 내가 지원할 병원을 알아보아야 한다. 우리나라에서는 인턴을 하나 지원하는 것과는 다르게, 미국에서는 수십 혹은 수백 개의 지원서를 내기도 한다. 특히 외국 학생들의 경우에는 평균적으로 더 많은 지원서를 제출한다. 대표적으로 사용하는 두가지 사이트는 AAMC residency explorer tool과 Freida이다.

- AAMC Residency Explorer Tool

AAMC는 1876년에 설립된 의학전문대학원의 연합이라고 보면 된다. AAMC에서는 14만 명 이상의 레지던트와 9만 2천 명이 넘는 학생을 관리하고 있다. 이 AAMC에서 residency explorer tool을 이용하여 레지던트 프로그램을 찾아볼 수 있다.

이 프로그램의 장점은 최근 약 5년간 매치된 사람들의 평균치를 모아 두어서, 내가 지원하려는 병원에서 어느 정도의 위치에 있는지 알려 주는 것이다. USMLE Step 1, Step 2 그리고 working experience, research experience까지 비교할 수 있어 유용하다.

아이디를 만들고 로그인한 후 첫 화면은 다음과 같은 모습이다. 오른쪽 상단에서 내가 보고 싶은 과를 선택할 수 있다. 나는 내과를 가고 싶어 'Internal Medicine - Categorical Track'을 선택하였다. 선택을 마치면 'Explore Programs'으로 들어간다.

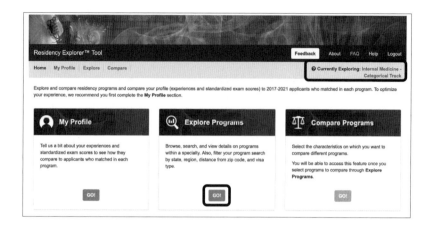

왼쪽 칸에서 원하는 지역을 선택하고 프로그램을 살펴보면 된다.

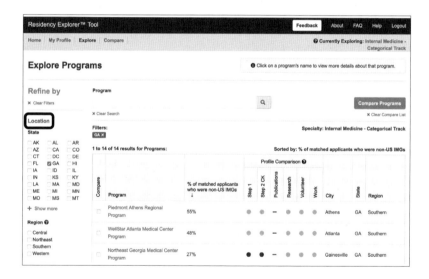

예시를 보자. 일단 조지아주를 선택해 본다. 나는 어려운 환자도 보고
싶긴 하지만 개원 생각이 조금 더 많아서, university affiliated 프로그램

이나 community 프로그램을 살펴보았다.

추가로 외국 의사가 레지던트 프로그램을 찾을 때 중요한 것은 IMG-friendly한 병원인지 알아보는 것이다. 이는 프로그램의 IMG 비율로 알 수 있다. 대략 50% 이상이면 정말 IMG-friendly하다고 할 수 있다. 나는 인터뷰를 받을 확률을 높이고 싶기 때문에 IMG 비율이 적어도 30% 이상인 곳을 찾아보았다. 이렇게 설정하였을 때 애틀란타에 있는 WellStar Atlanta Medical Center 프로그램이 눈에 띄었다.

클릭해 보면 다음과 같이 자세한 프로그램 설명을 볼 수 있다. 프로그램의 기본적인 정보가 나와 있다. 스크롤을 내려보면 레지던트의 숫자, 지원할 때의 중요한 사항들 그리고 USMLE 점수의 필요 유무, 최저 점수, 비자 제공 여부, 평소 스케줄 등등이 나온다. 여러 가지 정보들을 꼼꼼히 살펴보는 것이 중요하다.

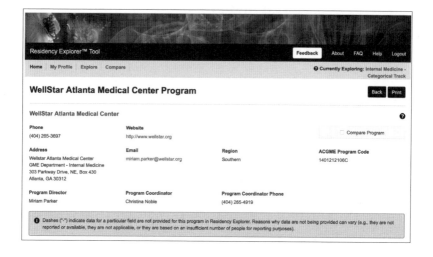

AAMC도 많은 양의 정보를 제공하지만, 실제 홈페이지에 들어가 보는 것이 필요하다. 미처 AAMC에 업데이트가 되지 않은 정보들이 있을 수 있다. 예를 들어 AAMC에서 비자를 제공한다고 되어 있는데, 실제 홈페이지에서는 비자 제공이 없을 수 있다. 영주권이나 시민권이 없는 사람에게는 지원하는 의미가 없기 때문에 지원비만 날릴 수 있다. 또한 PS의 형식을 따로 지정해 주는 병원도 있다. 따라서 모든 정보를 확인하는 과정이 꼭 필요하다.

이렇게 모은 정보를 정리해 둘 필요가 있다. 내과의 경우에는 약 500개가 넘는 프로그램이 있는데 모든 프로그램을 지원하는 것은 돈 낭비가 될 수 있다. 왜냐하면 IMG를 잘 뽑지 않는 프로그램도 있고, 비자를 제공하지 않는 프로그램도 있기 때문이다. 나의 기준에 맞지 않는 프로그램은 과감히 넘기고 내가 들어갈 수 있는 프로그램 그리고 나에게 잘 맞는 프로그램을 찾아 순위를 매겨 놓는 것이 필요하다.

나의 경우에는 IMG를 잘 받아 주고 한인 분포가 꽤 있는 도시를 원했고, 내과를 마치고 sports medicine 펠로우십이 있는 곳을 조금 더 높은 순위로 올렸다. 이렇게 필요한 분류 항목들을 정하고 내가 마음에 드는 병원은 빨간색으로, 그다음 순위는 파란색으로 표시했다. 항목은 프로그램 이름, 프로그램 코드, 주, 도시, 병원의 종류, 비자 형태, IMG 비율 등등으로 정리했다. Step 1, 2 점수 요구 조건, 미국 임상 실습 요구 조건, 추천서 조건 등등 필요한 것들을 더 자세히 적어 두면 좋다.

한꺼번에 하려고 하면 굉장히 힘든 과정이기에 틈날 때마다 지역을 정해서 하루에 5~6개 병원 정도 정리해 두는 것이 좋다. 5~6개만 하더라도 꽤 오랜 시간이 걸린다. 이후에 정리된 목록에서 적다면 100개 이하의 병원 그리고 많다면 약 300개 이상의 병원에 지원해 볼 수 있다.

- Freida

병원 프로그램을 알 수 있는 사이트는 Freida(https://freida.ama-assn.org)이다. 이 사이트는 ACGME라는 미국의대협회의 인증을 받은 사이트로, 12,000개가 넘는 레지던트, 펠로우십 프로그램이 정리되어 있다.

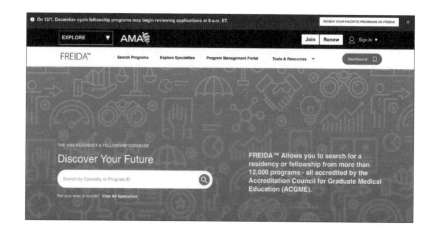

AAMC와 비슷한 내용을 제공한다. 하지만 약간 다른 정보들이 있으니 두 사이트 모두 체크한 뒤, 홈페이지까지 확인하는 게 좋다.

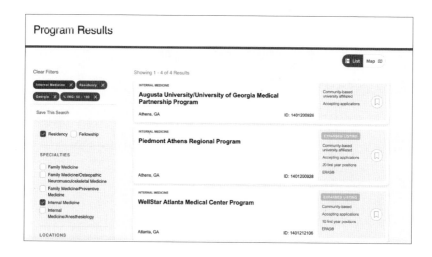

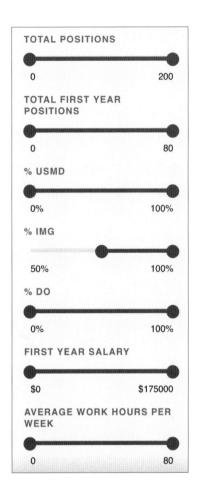

(4) PS/CV 작성

CV와 PS는 인터뷰하는 사람들에게 내가 어떤 사람인지 그리고 어떤 활동들을 해왔는지 보여 주기 위한 서류이다. 두 서류 모두 한국 학생들은 작성해 보지 않은 것들이어서 맨 처음 작성할 때 어려움이 있다. 하지만 이 두 서류는 모두 스스로 처음부터 끝까지 작성하는 것이기 때문에 내

입맛대로 만들 수 있다는 장점이 있다. 서류를 하나씩 살펴보도록 하자.

- PS 작성하기

PS는 자기소개서라고 할 수 있다. PS의 목적은 상대방이 나에 대해 잘 알 수 있도록 설명하는 것이다. 보통 PS는 program director 및 면접관이 읽게 된다. 즉 담당자에게 내가 이 프로그램에 적합한 지원자인 것을 설명하는 것이 PS이다. PS의 내용은 다음과 같다.

① 왜 이 과를 선택했는가?

② 이 분야에서 목표는 무엇인가?

③ 나의 강점은 무엇인가?

④ 내가 이 프로그램과 과에 기여할 수 있는 부분은 어떤 것인가?

⑤ 내가 이 프로그램에서 얻고자 하는 것은 무엇인가?

⑥ 기타

이 내용을 ERAS application 기준으로 1장으로 작성하면 된다. 엄청나게 많은 내용을 설명해야 해서 한 장은 짧게 느껴질 수도 있다. 하지만 이 서류를 읽는 사람들은 굉장히 바쁜 사람들이고, 글이 길어질 경우 다 읽지 않을 확률이 높다. 그래서 짧고 굵게 임팩트 있는 글을 적는 것이 중요하다. 경험의 나열보다는 드라마나 영화 시나리오 같은 느낌이 강하다고 볼 수 있다.

PS는 시작하는 것이 정말 어렵다. 도대체 어떤 것을 써야 하는지 감도 잘 잡히지 않는다. 그래서 처음 시작은 마인드맵으로 간단하게 해 보는 것을 추천한다. 지원하는 과를 적어놓고 생각나는 것들을 적어 나가다 보면 어떻게 자기소개서를 시작해야 할지 감이 온다.

시작은 이렇게 가볍게 하는 것이 좋다. 초고를 뽑아 낸다고 하더라도 분명히 수십 번은 수정해야 하고, 그러다 보면 처음의 내용과는 완전히 달라질 수도 있다. 처음부터 완벽한 자기소개서를 쓰는 것은 불가능하므로 편안한 마음으로 시작하길 바란다.

추가로 ④번 내용을 쓰려면 프로그램을 특정해서 적어야 한다. 어떤 지원자의 경우에는 개별 프로그램에 맞춰서 여러 개의 자기소개서를 쓰기도 한다. 하지만 한국의 지원자의 경우 평균 200~300개의 프로그램에 지원하게 되는데, 이 모든 프로그램에 맞는 자기소개서를 쓰기는 어렵다. 그래서 보통은 자기가 정말 가고 싶은 프로그램 몇 가지에 한해 자기소개서를 변형하고 다른 프로그램에는 일반적인 자기소개서를 제출한다. 한 가지 덧붙이자면, 프로그램에 따라 원하는 자기소개서의 형태가 있을 수도 있어 홈페이지를 찬찬히 살펴보는 것이 중요하다.

- CV 작성하기

우리가 생각하는 이력서는 보통 resume일 것이다. CV라는 말을 처음 들어 본 사람들도 많을 것이다. CV는 라틴어로 한 사람의 인생의 과정이라는 뜻이다. Resume의 경우 1페이지 분량의 경험들을 단순히 나열한 이력서이다. 하지만 CV는 나의 경험을 더 자세하게 기록해야 한다.

CV에는 기본 틀이 존재한다. 시작은 Name(이름)과 Contact information(연락처)로 시작한다. 이후에 Education(학력), Postgraduate training(졸업 후 트레이닝), Employment experience(고용 이력), Honors+Awards(상 받은 이력), Professional society memberships(협회), Teaching experience(가르친 경력), Research experience(연구 경력), Publications(출판 혹은 논문), Presentations(발표), Committees+Services, Licensure and certification(면허), Extracurricular activities(과외활동), Volunteer activities (봉사활동), Personal interests를 채워야 한다.

CV의 각각의 항목들은 나를 인상적으로 보이게 써야 한다. 비유하자면 고양이를 호랑이로 만들어 가는 과정이라고 볼 수 있겠다. 그렇다고 없던 일을 만들어서 써서는 안 된다. 최대한 경험한 일들을 정확한 숫자를 곁들이며 자세하게 설명하면 좋다. 짧은 시간 봉사한 것도 괜찮으니 어떤 일도 사소하다고 지나치지 말길 바란다.

예시를 하나 들어 보자면, 나는 의전원 1학년 때 전액 장학금을 받았었다. 이를 간단하게 표현해 보면 '의학전문대학원 1학년 전액 장학금'이라고 간단하게 표현할 수 있겠지만, 앞서 말했듯이 숫자를 곁들여 세세한 데이터를 주는 것이 좋다. '의학전문대학원, 전체 40명 중 10%인 4등 이상의 성적을 거둬, 1,300만원에 달하는 전액 장학금 수령'과 같은 식으로 나를 포장하는 것이 중요하다.

마지막으로 한 가지만 더 짚고 넘어가자면, CV는 시간 순서대로 정리해 두는 것이 좋다. 읽는 사람으로서는 순서가 뒤죽박죽이면 이해하기 어렵기 때문에 이를 지키는 것이 중요하다.

- PS / CV 주의 사항

PS와 CV의 경우 마지막까지 오탈자 혹은 문법 오류 등을 철저하게 검사해야 한다. 모두 글로서 적힌 서류이기 때문에, 면접관이 이를 통해서 나의 writing communication 능력을 평가하게 된다. 이런 부분에서 오탈자 혹은 문법 오류가 있다면, 외국 의사라서 커뮤니케이션 능력이 떨어질 수도 있겠다고 판단할 수 있다.

(5) 추천서 미리 업로드 준비하기

ERAS가 열리면 내가 이때까지 받았던 추천서를 업로드해야 한다. 한국에서는 보통 지원하는 과의 과장님께 추천서를 하나 받게 된다. 그러나 클럭십 경험이 있고 외국에서 받은 추천서가 있다면, 추천사를 써 준 교수나 학교의 행정실에 연락하여 정보를 알려 주고 추천서를 업로드해 달라고 부탁해야 한다. 한국에 사는 사람이라면 시차도 있기 때문에 메일을 주고받는 데 오래 걸릴 수 있다. 따라서 MyERAS가 열리고 난 뒤 최대한 빨리 연락해 두는 것이 좋다.

(6) MSPE 준비하기

MSPE는 Medical School Performance Evaluation의 약자로, 간단하게 설명하자면 성적표이다. 하지만 등급만 나와 있는 성적표와는 조금 다르다. MSPE는 다른 학생들과 비교하여 이 학생이 어떤 특성을 가졌는지 보여 주기도 하고, 실습에서 교수가 어떻게 평가했는지도 보여 준다. 단순하게 학점뿐만 아니라 성격 같은 부분도 다루기에 미래에 이 학생이 어떻게 될 것 같다는 내용까지 나온다. 본인이 다니는 학교에서 이런 형식을 제공해 줄 수도 있지만 없을 확률이 크기 때문에 미리 형식을 구해서 작성해 놓는 것이 좋다.

(7) 인터뷰를 마친 뒤 보낼 편지들

인터뷰를 마치고 나면 보내야 할 편지가 두 가지 있다. Thank you letter와 letter of interest이다. Thank you letter는 이메일로 인터뷰를 마친 날 밤에 보내는 편지이다. '인터뷰 시간을 내 주어서 고맙다', '프로그램 중에 어떤 것들이 인상이 깊었다', '앞으로 함께 일할 날들을 기대해 보겠다' 정도의 내용을 담고 있는 편지이다.

인터뷰했던 교수, 레지던트 각각에 맞춰서 개인적인 내용을 포함하여 쓰는 것이 좋다. 예를 들어서 '교수님의 열정적인 연구 설명이 좋았다' 등의 내용을 써 볼 수 있다. 인터뷰 후에 바로 보내야 하는 편지이기 때문에 인터뷰하기 전에 template을 만들어 놓는 것이 좋다.

Letter of interest는 비슷한 성격의 편지이지만, 내가 가장 가고 싶은 프로그램에 적극적으로 관심을 표현하는 것이다. 감사 표현과 함께 인터뷰했던 날짜를 쓴다. 또한 확실하게 랭크에 1위로 올리겠다는 표현 그리고 그 이유들을 써 주어야 한다. 그리고 내가 프로그램에 어떤 기여를 할 수 있는지를 곁들여 주면 좋다.

Letter of interest를 쓰게 되면 프로그램에서도 뽑을 수 있는 확실한 지원자를 얻는 것이기 때문에 랭크를 올릴 가능성도 있다고 한다. Letter of interest는 프로그램들이 인터뷰한 지원자들을 랭킹하기 1~2주일 전까지 도착하도록 계획한다.

2) 인터뷰 준비

한국에서 의대를 졸업한 사람들은 인터뷰를 준비한 적이 많지 않을 것으로 생각한다. 학교에 입학할 때 한 번쯤은 해 볼 수 있고, 인턴에 들어갈 때 준비할 수는 있다. 하지만 이마저도 자교 병원에 지원한다면 크게 준비하지 않을지도 모르겠다.

하지만 미국 병원 매칭에서 인터뷰는 중요하다. 인터뷰를 받는 데까지 다른 요소들이 많이 작용할 수 있다. 예를 들면 Step 1 점수, Step 2 점수, 학교 성적 및 연구 경험 등등 많은 것들을 살펴본다. 하지만 인터뷰까지 왔을 때는 앞선 서류들도 중요하지만, 레지던트나 펠로우 그리고 교수들과 함께 어울려 일할 사람을 찾는 느낌을 많이 받는다고 한다. 무조건 성적이 좋다고 뽑히는 것이 아니다. 점수를 뒤집고 매칭에 성공하는 일이 꽤 흔하다.

인터뷰는 프로그램 입장에서 이 학생에게 투자할 가치가 있는지 보는 과정이다. 또한 학생으로서는 내가 이 프로그램에 잘 적응할 수 있는지 알아보는 절차이다. 병원과 학생의 관계였을 때는 갑과 을의 입장에서 의학을 공부했지만 레지던트 자리는 조금 다르다. 서로가 원하는 것들이 충족

되어야만 순위를 높게 쓰기 때문에, 을의 마음보다는 나와 프로그램이 파트너가 되어 서로 어떤 발전을 할 수 있는지 살펴보아야 한다.

아무리 유명한 프로그램이라고 하더라도, 지원자가 생각했던 환경과 많은 차이가 있다면 과감하게 거를 필요도 있다. 왜냐하면 좋은 프로그램에 들어가더라도 나의 발전이 부족하게 된다면 시간 낭비이기 때문이다. 내가 아는 한 선배의 경우에는 정말 이름만 들어도 알 법한 프로그램에서 인터뷰를 받았다. 들뜬 마음으로 인터뷰에 갔지만, 미묘한 인종차별적인 행동들을 경험하고는 마음을 접었다고 한다. 이런 세세한 부분들을 잘 살펴볼 필요가 있다.

(1) 최근의 인터뷰 상황

코로나 사태 이전의 인터뷰는 실제 병원에 가서 진행되었다. 보통은 전날 레스토랑에서 만나 가벼운 분위기로 레지던트, 펠로우 그리고 교수와 지원자들이 만나게 된다. 이날은 정말 저녁을 먹는 형식으로 프로그램에 대해서 질문하고 답변하는 시간을 가지거나 정말 수다를 떨 수도 있다.

다음날 이른 아침부터 우리가 아는 면접이 시작된다. 병원마다 각각 다른 방법으로 인터뷰가 진행되지만 큰 틀은 비슷하다. 프로그램을 감독하고 있는 교수가 지원자들을 모아 놓고 프로그램에 관해 설명해 준다. 그리고 각각의 지원자들과 인터뷰를 진행하고 그 뒤에는 병원을 투어시켜 준다.

하지만 2020년 코로나 사태 때문에 직접 찾아가는 인터뷰는 제한되었다. 작년의 상황을 잠깐 살펴보면, 보통의 경우라면 외국 학생들의 경우 많은 병원에 지원하지 않고 인터뷰를 많이 받더라도 10개 이내로 가는 경우가 많았다. 왜냐하면 미국 내에서도 비행기를 타고 움직여야 했고, 숙박비를 해결해야 하는 등 시간과 비용이 많이 들었기 때문이다. 하지만 작년 같은 경우에는 줌 같은 화상 회의 시스템을 이용하여 인터뷰가 진행되었다. 이는 시간과 비용을 확 줄이는 효과가 있었다.

그로 인해 일부 고득점자들이 많은 인터뷰를 받게 되었고, 상대적으로 중·하위권의 학생들이 인터뷰받는 숫자가 급격하게 줄어 들었다. 그리고 보통 다섯 개 정도의 인터뷰를 받게 되면 IMG의 경우에도 매치될 확률이 높았는데, 매치가 되지 않는 비율도 증가하였다.

만약 2021년 7월부터 시작되는 레지던트 프로그램이 매치된 지원자들에게 만족한다면, 이러한 인터뷰 형식이 유지될 가능성도 있다고 본다. 이런 상황을 대비하여 Step 점수를 높게 받아 둘 필요가 있다.

(2) 인터뷰 주요 질문들

프로그램마다 강조하는 질문들은 다를 수 있지만, 일반적으로 물어보는 질문들은 비슷하다고 할 수 있다. 자주 나오는 질문의 리스트는 다음과 같다.

- Tell me about yourself.
- Why are you going into this specialty?

- What have you done to inform yourself about a career in this specialty?

- What do you see as the positive features of this specialty?

- What do you see as the negative features of this specialty?

- What problems do you think the specialty faces?

- What are your future plans?

- What are your practice plans after finishing residency?

- Do you have plans to pursue fellowship training?

- Do you have any research experience?

- Do you have any interest in research?

- Tell me about your research.

- Where do you see yourself 10 years from now?

- What do you consider to be important in a training program?

- What are you avoiding in a training program?

- What are you looking for in a program?

- What is your ideal program?

- Why have you applied to this residency program?

- What is your perception of the strengths of this program?

- What is your perception of the weakness of this program?

이외에도 수많은 질문이 있지만, 예시로 이 정도만 다루겠다. 모든 질문을 다 알고 들어갈 수는 없지만, STAR라는 도구를 사용해서 인터뷰 준비를 하는 것을 추천한다. 처음에는 내용을 일단 적어 두는 것이 좋다. 대본을 짜듯이 중요한 내용들을 꼭 포함하도록 적어 둔다.

처음에는 딱딱하게 느껴질 수 있지만, 일단 암기하는 것이 중요하다. 그 이후에 연습을 거듭하다 보면 똑같은 이야기지만 추가되거나 빠지는 내용이 생길 것이다. 더하여 그날의 기분이나 상황에 맞게 인터뷰하는 스킬이 늘어갈 것이다. 그러면 인터뷰 당일에는 분위기에 따라서 이야기를 덧붙이거나 뺄 수 있다.

인터뷰 날은 너무 딱딱한 모습을 보여 주기보단 자연스럽게 대화하듯이 이야기를 하면 좋다. 진짜 내 모습을 보여 주는 것이다.

① **S-situation(상황)**: 환자 경험, 특별 활동, 연구 등등 지원자의 경험에 대한 상황을 잘 설명하면 된다. 디테일한 것보다는 핵심적인 내용을 잘 요약해서 전달한다.

② **T-task(맡은 역할)**: 그 상황 안에서 지원자는 어떤 역할을 맡고 있었는지 그리고 그 역할이 어떤 식으로 발전해 나갔는지 서술한다.

③ **A-action(행동)**: 내가 했던 행동을 설명하고 결과보다는 어떤 생각의 과정을 통해서 이렇게 행동했는지 설명한다. 인터뷰하는 입장에서 지원자의 성격, 생각, 인격, 가치 등을 살펴볼 수 있게 대답하는 것이 좋다.

④ **R-resolution(결말):** 결말은 그 상황에 결과를 이야기해야겠지만, 그보다는 이런 것을 통해서 어떤 것을 배웠는지, 똑같은 상황에 처한다면 어떤 식으로 일을 풀어나갈 것인지를 이야기해 보면 좋다.

예시를 하나 살펴보자.

Q: Tell me about your blogging experience.

A: I started blogging with the purpose of properly educating people when purchasing diamonds. The contents covered all aspect of the diamonds' value and what to look out for to prevent buyers' remorse. Blogging was an extension of my experience as a diamond consultant, being transparent and properly educating the clients to maximize their engagement experience. Overtime, trust of the readers developed, and they sought for my advice in their purchases.

This reflected the experience with patients. Patients–physician relationship is developed properly based on the unbreakable trust and confidentiality which is formed with sincere transparency and proper education of their health condition. With this trust, the patient and physician orchestrate the patient′s health management together similar to how a diamond consultant and the client becomes a team to search for the perfect diamond. Blogging was an important exercise to further grow skills in rapport building, listening, and efficient communication while studying in medical school. These skills will become great assets in me as a resident to maximize patients′ experience in a hospital as I have with clients′ engagement experience as a diamond consultant.

대답 초반에 어떤 상황에서 블로그를 시작했는지 이야기하고 있다. 블로그를 하면서 자신이 맡은 일(다이아몬드의 가치를 알아보는 방법을 구매자에게 설명하는 일)을 설명해 주면서 자신이 어떤 행동을 했는지 알려 주었다. 그리고 그 결과 의학과 관련해서 어떤 영향을 끼쳤는지 알려 주고 있다.

개개인마다 이야기할 만한 경험은 충분히 있으리라 믿는다. 그 경험을 세세하게 한번 떠올려 보기를 바란다. 브레인스토밍을 하듯 머릿속에서 상상하면 떠오르지 않던 것들도 기억하게 된다. 모든 것을 펼쳐 놓은 뒤에 STAR 틀에 맞춰서 상황을 정리해 보길 바란다. 그러면 자연스러운 하나의 이야기로 완성될 것이다. 이를 친구와 얘기하듯 언제든지 꺼내어 얘기할 수 있는 나만의 스토리로 만들어 두기를 바란다.

인터뷰 연습은 정말 중요하다. Step 2 CS와 마찬가지로, 혼자서 하는 것과 실제 상황을 시뮬레이션해 보는 것은 다르기 때문이다. 혼자서 할 때는 술술 나오던 답변이 사람을 앞에 두면 기억이 나지 않을 수도 있다. 또한 긴장했을 때 나도 모르게 나오는 습관들이 있는데, 그걸 잡아 줄 사람이 필요하다.

개인적으로 동료 공보의가 매치 준비를 하는 것을 도와준 적이 있다. 세 번 정도 모의 인터뷰를 도왔는데, 처음에는 긴장한 나머지 답변을 모두 이야기하지 못하고 빠르게 마무리한 적도 많았다. 그리고 계속해서 머리를 만지며 집중하지 못하는 느낌을 주었다. 또한 준비되지 않은 갑작스러운 질문에는 당황한 모습을 보여 주었다. 그러나 다른 사람과도 모의 인터뷰를 진행하고, 나와의 마지막 모의 인터뷰가 되었을 때는 어느 정도 안정적인 모습을 보여 주었다.

이를 이용한 막간 팁은 인터뷰 순서를 잘 조정해야 한다는 것이다. 모의 인터뷰를 반복하면 더 나아지는 모습을 보여 줄 확률이 커진다. 실제도 마찬가지이다. 첫 인터뷰에서는 긴장을 많이 하기 때문에 본래 자신의 자연스러운 모습을 보여 주기 힘들다. 그래서 자기가 제일 가고 싶어하는 병원을 추려서 전체 인터뷰 과정의 중후반에 놓기를 추천한다. 이렇게 하면 자연스러운 자신의 모습을 보여 줄 수 있다. 또한 인터뷰하는 입장에서도 지원자 순위를 매기기 직전에 인터뷰한 사람들이 기억에 남기 때문에 좋은 결과를 얻을 확률이 커진다.

(3) 인터뷰가 왔을 때

인터뷰 요청은 메일로 온다. 미국 시간으로 활동할 때 오면 보통은 한국에서는 새벽이다. 그러나 인터뷰 메일이 오면 빠르게 답장해야만 한다. 왜냐하면 인터뷰 자리가 선착순으로 차기 때문이다. 모든 병원의 인터뷰 기간은 똑같기 때문에 자신의 스케줄에 맞게 인터뷰를 맞추려면 빠르게 답장하여 자리를 선점하는 것이 중요하다. 보통은 인터뷰 요청이 오면 1~2주 내에 인터뷰하게 된다.

한국에서 출발해서 인터뷰를 여러 번 왔다 갔다 하게 되면 힘들뿐더러 비용도 많이 든다. 그래서 우리 같은 외국 의사의 경우에는 인터뷰를 몰아서 하는 경향이 있다. 혹시나 다른 프로그램과 인터뷰 날짜가 겹치게 된다면 프로그램에 연락하여 양해를 구해 다른 날짜나 시간에 인터뷰를 볼 수 있는지 조정해 보아야 한다. 그리고 앞서 말했듯이 병원 순서를 잘 조정해 놓는 것이 중요하다.

3) 랭크 오더 리스트 작성

랭크 오더 리스트rank order list는 내가 인터뷰한 병원들을 마음에 드는 순서대로 순위를 매기는 작업이다. 반대로 병원 또한 인터뷰를 준 지원자들 중 뽑고 싶은 사람의 순위를 매기게 된다. 인터뷰는 이 랭크를 잘 매기기 위한 과정이다. 그래서 인터뷰에서는 나의 강점을 잘 보여 주는 것도 중요하지만, 프로그램이 나에게 맞는지를 정확하게 살펴보아야 한다.

프로그램 순위는 온전히 나의 기준으로 정하는 것이다. 사람마다 각자 다른 기준이 있다. 어떤 사람은 대학병원 프로그램을 좋아해서 커뮤니티 프로그램을 낮게 쓸 수도 있고, 반대일 수도 있다. 혹은 특정 지역이 가장 중요해서, 그 지역 근처의 프로그램을 가장 높은 순위로 올릴 수도 있다. 어떤 사람들은 매치의 확률을 높이기 위해서 특정 방법론을 이야기하기도 하는데, 흔들리지 말고 소신대로 순위를 정하는 것이 맞다.

인터뷰를 한 모든 병원을 랭크에 올려야 하는 것은 아니다. 인터뷰하면서 프로그램에 문제가 있는 것을 발견했다면 과감하게 랭크에 올리지 않아도 된다. 내가 아는 한 지원자는 명성이 자자한 병원에 인터뷰를 갔다. 이런 프로그램에 인터뷰를 받았다는 사실에 설레기도 하였다. 그런데 병원 투어를 하면서 은근히 IMG 지원자들을 무시하는 태도를 보인 병원 스태프에게 실망해 랭크에서 탈락시킨 경우도 있었다.

인터뷰를 보고 랭크 오더 리스트를 작성하기 전에 앞서 말한 letter of interest를 통해 병원에 나의 관심도를 표현할 수 있다. 예를 들어서, '나는 인터뷰 후에 A 프로그램의 a라는 특성에 감명받았고, 너희 프로그램을 1순위로 쓸거야'와 같이 보낼 수 있다. 반대로 병원의 경우에도 전화나 이메일을 통해서 나에게 관심을 표할 수 있다.

하지만 서로에게 랭크를 어떻게 했는지 묻는 것은 NRMP 정책에 어긋나기 때문에 피해야 한다. 그리고 이런 관심도를 표했다고 해서 그대로 랭크해야 하는 의무는 없기 때문에 심사숙고해야 한다. 메일 혹은 전화 하나 때문에 순위를 한꺼번에 바꾸는 일은 없도록 해야 한다.

4) 매칭 발표 과정

2월에 랭크 오더 리스트를 작성한 뒤 한 달 정도 지나면 드디어 매치 데이match day가 온다. Match day는 보통 3월 중순(금요일)이다. Match day 4일 전(월요일)에 내가 매치되었는지 여부를 먼저 알려 준다. 그리고 match day 당일에는 어느 프로그램에 매치되었는지 알려 준다. 매치가 되었다면 이날을 위해 이 기나긴 과정을 겪어온 당신에게 수고했다는 한마디를 해 주고 싶다.

물론 매치가 되었다고 모든 것이 끝난 건 아니다. 매치된 프로그램에서 요구하는 서류들을 제출해야 한다. 또한 이제는 미국에서 살아가기 위해 필요한 것들을 준비해야 한다. 단적인 예로 집을 어디로 구할지, 차는 어떻게 할 것인지 등을 결정해야 한다. 매치를 위해 준비하던 날들보다 바빠질지도 모르겠다. 하지만 매치가 되었다는 마음의 여유를 가지고 레지던트 프로그램 시작까지 이후의 과정들을 즐기기를 바란다.

5) SOAP 프로그램

SOAP는 Supplemental Offer and Acceptance Program의 줄임말로, 매치가 되지 않은 지원자와 지원자를 충분하게 뽑지 못한 병원을 연결해 주는 프로그램이다. 앞의 환자 노트의 SOAP와 헷갈리지 않기를 바란다.

SOAP는 match day가 있는 전 주 금요일부터 신청할 수가 있고, 매치가 되지 않았다는 메일을 받고 난 뒤(match week의 월요일) 몇 시간 안에 나의 지원서를 완성해서 업로드해야 하기 때문에 급박하게 돌아간다. 만약 매치가 잘되지 않을 것이란 느낌이 왔다면 미리미리 준비해 두는 것이 필요하다.

부록 2
자주 쓰는 표현들

1. Physical examination 할 때 잘 사용하는 표현들

- 폐/심장 소리 들어 보겠습니다 Listen to your lungs/heart.

- 옷 아래로 폐/심장 소리 들어 보겠습니다 Can I listen to your lungs/heart on your skin?

- 숨을 잠깐 참아 보시겠어요? Can you hold your breath for a moment?

- 숨을 크게 쉬어 보세요 Take a deep breath.

- 입으로 숨을 쉬어 보시겠어요? Breathe through your mouth?

- 배를 잠깐 볼 수 있을까요? Can I see your belly? (abdomen)

- 배 소리를 한번 들어 보겠습니다 Can I listen to your belly sound?

- 무릎을 굽혀 주세요 Can you bend your knees?

- 배를 만져 봐도 될까요? Can I examine your abdomen?

- 배를 눌러보겠습니다 I'm going to tap on your belly now.

- 왼쪽/오른쪽으로 돌아누워 주세요 Can you lie on your left/right side?

2. Neurological examination

- (proprioception 을 보기 위해서) Can you stand up and close your eyes?

- II light reflex, look straight ahead while I shine your eyes to check for pupillary reflex. Bare with me since it might hurt your eyes a bit. I'll make it quick.

- III/IV/VI(눈을 돌리는 것) Follow my finger/pen with only using your eyes without moving your head. Can you look at to your left/right/down/up without moving your head?

- V(이마, 볼, 턱 만지면서) **Can you feel this?** 양쪽 비교 Does it feel the same on both sides?

- VII(이마 들어 올리기) Can you make wrinkles on your forehead?

- **이마 주름 잡는 것** Lift your eyebrows?

- **미소 짓기** Can you make a big smile?

- **볼에 바람 넣기** Can you puff out your cheeks? Can you hold it for a second?

- IX/X gag reflex

- X uvula movement Can you say 'ah'?

- XI Can you shrug (your shoulder)? resist me

- XII Can you stick out your tongue and move it side to side?

3. Musculoskeletal examination

- 팔/다리를 들다 Raise your arm/leg. Raise your arm to the side. Raise your arm to the front.

- 팔을 돌리다 Rotate arm.

- 팔꿈치를 굽히다 Flex/bend your elbow.

- 팔꿈치를 펴다 Extend/stretch your elbow.

- 목을 돌리다 Turn your head to the right/left.

- 목을 숙이다/젖히다 Flex your neck forward/extend backward.

- 일어나 보세요 Can you stand up please?

- 앞꿈치로 걸어 보세요 Can you walk tip toe?

- 뒤꿈치로 걸어 보세요 Can you walk on your heels?

- 뒤꿈치와 발가락 붙여 가면서 걸어 보세요 Can you walk in a straight line by having your toes touching the other foot's heel?

- Strength를 확인할 때 "Resist me."라고 말하며 당기거나 눌러 볼 수 있다.

4. 공통적인 과정 PMHx, PSHx, Meds, FHx, SHx+allergy

- PMHx What medical conditions have you been diagnosed in the past??

- PSHx Have you had any operations or surgeries?

- Meds Are you currently on any medications?

- Let's talk about your family history.

  ▷ **FHx** How old is your father/mother; are they alive?

  ▷ What medical conditions has he/she been diagnosed?

  ▷ What did he/she die of?

  ▷ Do you have any siblings?

  ▷ Were they diagnosed with anything?

- Let me ask you about your social history.

  ▷ **SHx** Do you smoke? Do you drink? Have you used any recreational/illegal drugs?

  ▷ **Allergy** Are you allergic to anything? Are you allergic to specific medication?

  ▷ **Sexual history(UTI나 관련 증상이 있을 때&처음 보는 여성 환자)** Are you sexually active? Are you sexually active with men, women, or both? How many partners do you have? Have you had any sexually transmitted disease?

부록 3

REVIEW OF SYSTEMS QUESTIONS

General
Do you ever feel unusually weak or fatigued?
Has there been a change in your energy level? • Rate current energy level (1–10) ____ • If there has been a change, when was it?
Has there been an unexpected change in your weight? • How much do you weigh now ____, one year ago ____, heaviest ____, lightest ____, preferred
Has there been an unexpected change in your appetite or food cravings? • If there has been a change, when and what? • How would you describe your current appetite?
Has there been a change in your sleep quality or habits? • At what time do you generally fall asleep? • At what time do you wake up? • Do you wake feeling rested? • Do you wake during the night for any reason(urination, insomnia, pain, stress, etc.)? • Have you ever perspired in your sleep or woke up soaked in sweat?
Have you had trouble regularly being too hot or cold? If so, which one?
Skin
Have you experienced skin or hair changes? • Moisture(dry or hydrated)? • Temperature(warm or cold)? • Texture(rough, patchy, scaly, etc)?
Do you have any itchiness or rashes?
Have you gained or lost hair unexpectedly?

Heent(head, eyes, ears, nose, and throat)

Have you ever had any problems with your head?
- Do you experience any headaches? If so, describe them:
- Have you suffered from any head trauma or injury? If so, describe:
- Have you been recently exposed to any toxic substances? If so, describe them and the circumstances:
- Have you experienced any loss or alterations of consciousness, dizziness, vertigo, light headedness, "black outs"?

Have you had any problems with your eyes?
- How is your vision? Have you experienced a sudden change in vision or loss of vision?
- Have you ever used any corrective eyewear? If so, glasses, contacts or vision repair?
- Are you able to see well at night?
- Do you ever have any pain in your eyes?
- Do you ever experience any dryness or tearing?

Have you had any problems with your ears?
- How would you describe your hearing? Has there been any change?
- Do you ever have a ringing in your ear? If so, what pitch high or low?
- Do you have any difficulty distinguishing one voice in a conversation in a crowded room?
- Do you ever have any pain in your ears?
- Do you ever have any dryness in your ears?

Have you had any problems with your nose?
- Have you ever had any sinus infections?
- Do you ever experience any discharge from your nose(mucus, blood, crusts)
  ▷ If so how much, how often and for how long?
- Do you experience frequent sneezing?If so in what environment?

Have you ever had any problems with your throat?
- Have you had sore throats in the past? If so, did you ever test positive for Strep?
- Do you still have your tonsils? If removed, when?
- Have you ever had any swelling around your throat?
- Do you ever experience neck pain?
- Have you had hoarseness or difficulty speaking?

Have you ever had any problems with your mouth?
- Do you ever experience any pain in your mouth or teeth? If so, is it made worse by chewing or certain temperatures?
- Do you ever experience any bleeding or sores in your mouth?
- Have you had any cavities?
- Have you ever had a root canal or any of your teeth removed due to disease?
- Do you use any dental appliances (denture, retainer, braces, bridge)?
- Have you had problems with dry mouth or drooling?
- Have you had any problems with chewing or speaking?
- Do you grind your teeth and/or have TMJ?

Respiratory system

Do you ever have any pain or difficulty breathing?

Are you ever short of breath? Can you walk up a flight of stairs without being winded? If you rest, are you able to continue?

Do you experience any wheezing? Have you ever used an inhaler?

Do you have a cough? If so, what brings on the cough?
- Does anything come up? If so, what color, how much, when is it worse, when is it better?
- Do you cough up any blood?

How many pillows do you sleep on at night?

Do you ever wake up gasping for air?

Have you ever been told that you snore?

Do you have any history of respiratory infections?

Cardiovascular

Have you ever had any problem with your heart?

Do you ever experience any chest pain? If so, please describe it(what is the sensation, does it radiate, what brings it on, what makes it better):

Do you ever experience any heart palpitations(or fluttering or anxious sensation in your chest)? If so, when do you notice them and what makes them better or worse?

Have you ever been told you have a murmur or an irregular heartbeat?

Do you have history of high or low blood pressure?
Do you have any varicose veins or hemorrhoids?
Do you bruise easily or do bruises last longer than 2 weeks?
Have you ever had a blood clot?
Do you ever experience any muscle cramping at night ?
Do you ever experience any pain in your legs while walking?
Do you ever notice if your fingers change color, maybe pale or blue?
Have you ever had any headache with sudden dizziness, loss of consciousness, or loss of ability to do any normal activities or movements? If so, please describe.
Gastrointestinal
Have you ever had any problems with your digestion?
Do you have any abdominal pain? If so, when and where?
Have you ever experienced frequent nausea? • If so, when and for how long, and what makes it better or worse?
Have you had a change in appetite?
Have you vomited recently? If so, how often?
Do you have any difficulty or pain on swallowing?
Are you able to eat a full size meal?
Do you ever experience indigestion? If so with what is the sensation and with what type of meal?
Do you ever experience any pain or burning after eating? Do you experience any pain or burning if you lay down after eating?
Do you have any known food allergies? If so, what are you allergic to and have you ever been tested or treated for them?

Do you experience any gas or bloating after meals?
• How long after meals?
• Where do you feel it?
• Does eructation (belching) or flatus (farting) make it better?

Have you had any problems with your bowel movements?
• How many bowel movements do you have per day? Per week?
• Is there any pain when passing the bowel movement?
• What is the bowel movement like, well formed, runny, hard or soft?
• What color is it(brown, white, clay colored, dark brown–blackish, exotic (think food additives))?
• Is there any mucus, pus, blood(bright red streaks, bright red or dark black (like molasses or coffee grounds))?
• Have you had a change in bowel habits? If so, when?

Have you experienced jaundice or been told you have a problem with your liver?

Urinary tract

Have you had any problems with your kidneys, bladder, or urination?

How often/frequently do you urinate during the day? At night?

What color is your urine, usually? (watery/clear, light yellow, straw, yellow, neon yellow(vitamin), golden, dark yellow, greenish, orange, red, brown)

Do you experience urgency? (if so, how long can you hold it?)

Do you ever have any accidental urination(just a few drops), like from laughing, sneezing, coughing or with exertion?

Do you have any problems starting urination?

Do you experience any intermittent stream or stopping during urination?

Do you experience any pain on urination?
• If so where do you feel the pain and what is it like(burning, stinging, stabbing, radiating)?
• Is the pain relieved by voiding (urination)?

Have you ever noticed any blood in your urine? Mucus? Sediment or things you see sift to the bottom?

Have you had any urinary tract infections in the past?

Have you ever known to have had an STD(sexually transmitted disease)?

Reproductive system
Have you had any problems with your reproductive system not covered elsewhere in this questionnaire? If so, please describe:

Musculoskeletal
Are you able to exercise? If no, are there any certain activities that you have limited participation in?
Do you have any recent or past muscle, bone, or joint injuries?
Do you have any heat, swelling, redness, or pain? Do these places improve with cold application or oral anti-inflammatory use?
Do you have any joint stiffness? If yes, does it get better with motion, if so how soon does it get better?
Do you have any muscle stiffness? If yes, does it get better with motion or stretching? What did you do the day before?
Have you noticed any weakness in certain areas?
Have you noticed any shrinking of your muscles?
How is your back and neck?
Have you ever been in a car accident or any other accidents that may have affected your back?

Endocrine
Have you been told that you have any thyroid problems?
Have you noticed any change in the pitch of your voice?
Do you feel like you urinate too much?
How often do you feel thirsty? If you drink are you able to quench your thirst?
Does your appetite sometimes seem excessive? How long can you comfortably without eating?

Central nervous system(headache, syncope [fainting, "blackouts"], seizures, vertigo, diplopia, paralysis/paresis, muscle weakness, tremor, ataxia, numbness, tingling, memory disturbances, problems with bowel or bladder control, in coordination)

Have you ever experienced a seizure? If so do you still experience seizures?

Do you ever feel like the room is spinning or you are spinning?

Do you ever get double vision or see two pictures of the same object in your mind?

Have you ever experienced any paralysis or temporary paralysis?

Have you noticed change in your muscle strength?

Do you ever get any shaking when doing something?
• If yes, does it occur before, during or after exertion?
• Does it occur at rest?

Have you ever lost your balance or coordination for what seems like no reason?
• Loss of sensation/decreased sensation/increased sensation
• Aberrant sensation burning, prickling, tickling, itching.

Have you had an accident or lost control of your bowel or bladder? If so, what were the circumstances?

Psychiatric(anxiety, nervousness, mood changes, depression, sleep disturbance, nightmares, memory loss, hallucinations, racing thoughts, changes in appetite, suicidal ideation)

Have you ever experienced any anxiety?
• If yes, in what situation and what makes it better or worse?

Do you have any fears or phobias?

Do you experience mood changes?
• If so, how frequently?
• Do you ever have trouble controlling your emotions?

Do you ever feel sad or upset?
• If so, how frequently?
• Have you had any recent losses in your life?
• In the last 6 months has it been more days than not that you have felt sad?
• In the last 2 years has it been more days than not?
• Have you had a recent change in appetite or weight due to grief?

Do you have a difficult time sleeping because of your thoughts or feelings?

Have you ever seen or heard things that may not necessarily be there, such as hear voices or have visions?

Do you ever have periods where you don't remember what you have just done, or you lose track of what you have done for a period of time?

Have you ever considered suicide?
- If so, when did you consider it?
- What was happening in your life?
- Did you have a plan?
- Did you have a means(weapon or drug cocktail)?
- Do you know how to contact a helpline or other form of mental health assistance if you find yourself considering suicide in the future?

나는 미국 의사다

꼼꼼한 의사가 완벽하게 정리한 USMLE 합격법

2021년 12월 24일 1판 1쇄 펴냄
2024년 8월 9일 1판 2쇄 펴냄

지은이 | 남동욱 · 주현석
펴낸이 | 김철종

펴낸곳 | (주)한언
출판등록 | 1983년 9월 30일 제1-128호
주소 | 서울시 종로구 삼일대로 453(경운동) 2층
전화번호 | 02)701-6911 팩스번호 | 02)701-4449
전자우편 | haneon@haneon.com

ISBN 978-89-5596-922-1 (03510)

이 책은 저작권법에 따라 보호를 받는 저작물이므로 무단 전재와
무단 복제를 금지하며, 이 책의 전부 또는 일부를 이용하려면 반드시
저작권자와 (주)한언의 서면 동의를 받아야 합니다.

만든 사람들
기획 · 총괄 | 손성문
편집 | 김세민
디자인 | 박주란

한언의 사명선언문

Since 3rd day of January, 1998

Our Mission – 우리는 새로운 지식을 창출, 전파하여 전 인류가 이를 공유케 함으로써 인류 문화의 발전과 행복에 이바지한다.

– 우리는 끊임없이 학습하는 조직으로서 자신과 조직의 발전을 위해 쉼 없이 노력하며, 궁극적으로는 세계적 콘텐츠 그룹을 지향한다.

– 우리는 정신적·물질적으로 최고 수준의 복지를 실현하기 위해 노력하며, 명실공히 초일류 사원들의 집합체로서 부끄럼 없이 행동한다.

Our Vision 한언은 콘텐츠 기업의 선도적 성공 모델이 된다.

> 저희 한언인들은 위와 같은 사명을 항상 가슴속에 간직하고
> 좋은 책을 만들기 위해 최선을 다하고 있습니다.
> 독자 여러분의 아낌없는 충고와 격려를 부탁드립니다.
> • 한언 가족 •

HanEon's Mission statement

Our Mission – We create and broadcast new knowledge for the advancement and happiness of the whole human race.

– We do our best to improve ourselves and the organization, with the ultimate goal of striving to be the best content group in the world.

– We try to realize the highest quality of welfare system in both mental and physical ways and we behave in a manner that reflects our mission as proud members of HanEon Community.

Our Vision HanEon will be the leading Success Model of the content group.